中医名家肿瘤证治精析

赵翔　主编

天津出版传媒集团
天津科学技术出版社

图书在版编目(CIP)数据

中医名家肿瘤证治精析 / 赵翔主编. -- 天津 : 天津科学技术出版社, 2025. 3. -- ISBN 978-7-5742-2712-5

Ⅰ. R273

中国国家版本馆CIP数据核字第2025VR0427号

中医名家肿瘤证治精析
ZHONGYI MINGJIA ZHONGLIU ZHENGZHI JINGXI
责任编辑:王　彤　梁　旭
责任印制:兰　毅

出　　版:天津出版传媒集团
　　　　　天津科学技术出版社

地　　址:天津市西康路35号
邮　　编:300051
电　　话:(022)23332392(发行科)23332377(编辑部)
网　　址:www.tjkjcbs.com.cn
发　　行:新华书店经销
印　　刷:北京兰星球彩色印刷有限公司

开本 710 × 1000　1/16　印张16.5　字数244 000
2025年3月第1版第1次印刷
定价:78.00元

引 言

中医对肿瘤的理解和治疗方法拥有数千年的历史。早在3500年前的殷墟甲骨文中，就已经出现了“瘤”这一病名，这被认为是迄今为止对肿瘤最早的记录。中医认为肿瘤是毒发五脏的全身性疾病，局部实，整体虚。人体在各种致癌因素的作用下，会引起体内一系列病理变化，包括阴阳失调、脏腑亏虚、气血不和、正气虚衰等。中医治疗肿瘤，强调辨证施治，注重整体调节，通过中草药物、针灸、食疗等多种手段，旨在调和阴阳、气血，恢复脏腑功能，从而达到抑制肿瘤生长、改善患者生活质量的目的。长期以来，中医界在研究和治疗肿瘤方面积累了丰富的经验。中医疗法因其副作用小且治疗费用较低的优势，在临床上日益得到应用，并取得了良好的疗效。

本书作者细心整理了多名经验丰富的中医专家在治疗肿瘤方面的独门秘方和真实的抗癌故事。本着“集天下之精方，罗名医之验案，为后学者之良师”的信念，为中西医临床医生和肿瘤科研人员提供参考，同时也为患者和医学爱好者提供有效的治疗方案。

目录

上篇　中医治疗肿瘤方法及药物

中篇　专家特色方剂（辨证治疗）

下篇　抗癌实录

上篇

中医治疗肿瘤方法及药物

中医治疗方法

一、扶正培本法

（一）中医基础理论

扶正培本法，即扶助正气，培植本元之法。该方法基于“虚则补之”和“损则益之”的原则进行治疗。肿瘤的发生与进展，实质上是正邪相争的过程，表现为全身性疾病的局部症状。中医学认为肿瘤是由于机体正气不足以抵御邪气而产生的病理结果。因此，在中医理论的指导下，扶助正气、补益调养机体本元，是治疗肿瘤的主要治法之一。

（二）主要作用机制

扶正培本主要通过补肾健脾、益气养血之法调和阴阳，扶植本元，以助机体鼓邪外出，是中医药治疗肿瘤的重要治疗原则及常见治法。

“肾”被视为“先天之本”，它促进机体生长、发育和生殖，保持肺呼吸的深度，调节机体多种代谢和生理功能活动。肾气不足或亏虚，会导致机体抗病能力低下，不利于疾病康复，甚至可能加速疾病进展。

“脾胃”是后天气血生化之源，其主要生理功能包括消化水谷及吸收和输布精微物质；运化全身水液；化生气血以营养全身；统摄血液等。饮食中的精微营养物质依赖于脾胃的消化吸收而输布运化全身，因此脾胃被誉为“后天之本”。

（三）注意事项

扶正培本法的应用须以辨证为要，并非一概而论，宜辨清虚实，虚证又分阴阳、表里、气血和不同脏腑，如：肾阴虚、肾阳虚、脾虚、脾肾两虚、气虚、血虚、阴虚等。

二、清热解毒法

（一）中医基础理论

清热解毒法，隶属于“清法”范畴，主要采用药性寒凉的药物，这些药物具备清泻邪热、泻火解毒、消肿散结的功效，适用于治疗热证、火证、热毒积聚以及虚热症状。该方法常用于恶性肿瘤患者，特别是那些体内热毒积聚的病例。

（二）主要作用机制

恶性肿瘤病情险恶，属邪毒内蕴，郁久化热所致。肿瘤在发展过程中，常表现为热毒蕴结症状，如局部痈肿疮毒、疼痛灼热、发热或吐衄发斑、口干口渴、尿赤、便秘，或有妇女带下、舌质红绛苔黄等，治疗宜以清热解毒散结为法。此治法主要取清热解毒类中药的祛邪功能，清除热毒，以实现解毒散结、抗肿瘤的目的，此外清热解毒药物还具有一定抗炎的功效，亦可辅助西医治法提高疗效。

（三）注意事项

在运用清热解毒法时，应仔细辨识不同的证型，例如里热证可细分为气分实热证、血分实热证、湿热证等多种类型。针对气分邪热，建议配合使用泻火药物；血分实热证时，应并用凉血药物；湿热证，则需兼用燥湿药物。这类药物性质寒凉，可能带有轻微毒性，容易对脾胃造成伤害，因此在使用时必须注意剂量，并且应与健脾养胃、滋阴益气等方法联合应用。对于脾胃气虚、食欲不振、大便稀溏的患者，应谨慎使用。

三、化痰祛湿法

（一）中医基础理论

在中医理论中，“痰”被视为机体水液代谢失常所产生的病理产物。一旦形成，它可转变为致病因素，影响机体，导致脏腑功能紊乱或组织经络阻塞，从而引发多种病理变化。痰作为肿瘤致病因素，在乳腺癌、甲状腺癌、肺癌、胃癌、淋巴瘤以及淋巴结转移等疾病中较为常见，治疗上通常采用化痰散结的方法。化痰祛湿法涉及使用理气化痰、化湿泄浊的药物来调理气机，以达到除痰化积的效果。

（二）主要作用机制

痰邪的产生原因较为复杂，可由外感风、寒、暑、湿等六淫之邪，或情志内伤、饮食不节等因素产生，而脏腑功能失调，尤其是脾失健运，亦可导致机体聚湿而生痰，痰浊阻滞，使脏腑、经络和气血等不得疏通而成瘤。痰湿阻滞的主要临床表现包括：头身困重如裹、头晕头胀、肢体肿胀、肢节酸痛、咳嗽喘促、食欲缺乏、恶心呕吐、乏力、舌苔厚腻和脉滑等。治宜化痰祛湿，除痰散结，亦可起到消减体内积液如胸腔积液、腹水的作用。

（三）注意事项

应用于肿瘤治疗时，化痰祛湿法常与理气法及软坚散结法合用，祛痰时应辨别性质，兼有热证则清热化痰，兼有风邪则化痰祛风，兼有肺燥则润燥化痰等，且根据不同病位选用相应引经药以助药力达至病所。另外，脾主运化，脾虚则易聚湿生痰，因此治痰湿之证当与健脾相配合，使顽痰去而新痰不生。

四、活血祛瘀法

（一）中医基础理论

瘀血，指的是机体内血液凝滞，导致血液循环受阻。它既包括积聚于体内的离经之血，也涵盖阻塞于血脉及脏腑内，导致运行不畅的血液。血瘀证主要是由于瘀血内阻、血液循环不畅、阻滞气机血脉所引起的。瘀血的形成主要与外伤、出血、饮食不节、情志受损或外邪侵袭等因素有关。根据中医理论，瘀血是肿瘤形成与发展的重要影响因素之一，历代医家亦普遍认为为癥积、噎膈、肿块等病理产物与瘀血密切相关。

（二）主要作用机制

活血祛瘀法是指以消散通行、活血化瘀药物治疗瘀血阻滞，以达活血行血，破瘀散结之效的治法。在肿瘤中医药治疗过程中，血瘀证较为常见，治宜活血祛瘀，以改善机体内血瘀微环境。血瘀证主要表现为脏腑组织内瘀血阻滞，局部瘀斑或有肿块，痛有定处，刺痛拒按，肢体麻木，甚至发生功能障碍，舌质紫暗，脉涩等。另外气虚则血滞，活血同时兼以益气，以助脏腑组织气血恢复运行，畅通血脉，消散瘀滞，从而达到化瘀消癥的作用。

（三）注意事项

活血祛瘀类药物药性强烈，易耗气、耗血、伤阴，因此使用时宜根据具体情况随证配伍益气、养血或滋阴类药，以防伤正。另外，气行则血行，治疗中活血祛瘀药宜适当配伍理气药，更有助于增强消癥散结之力。妇女月经过多者慎用。也有报道活血药宜与解毒药共用以减少肿瘤转移率。

抗肿瘤药物

一、传统中药材

（一）清热解毒类药

—大　蒜—

本品系百合科多年生草本植物大蒜的鳞茎。味辛，性温；归脾、胃、肺经。解毒消肿，杀虫止痢。主治鼻咽癌、乳腺癌、宫颈癌、肺小细胞未分化癌、贲门鳞状细胞癌、胃腺癌等；亦可用于痈疖肿毒、癣疮及肺痨、泻痢、钩虫、蛲虫病。5～10g，水煎、煮食、生食均可。外用适量，捣敷。注意阴虚火旺者不宜服。本品外敷能引起皮肤发红、灼热、起疱，故不可外敷过久。

【临床应用】

1.治鼻咽癌　将新鲜大蒜剥皮洗净，用干净水浸2～3日，日换水2次，晾干；用糖水熬制花椒、草蔻仁、肉桂、大茴香备用；将腌缸刷净晾干，盛熬制好的糖水，放入晾干的大蒜，置阴凉处，1周后可食用。(《癌症康复》)

2.治食管癌　大蒜头100g，醋200ml。大蒜放入醋中煮熟，食蒜饮醋，每日1次。(《中国民间偏方大全》)

3.治肺癌　大蒜压榨出的液汁，每次10～30ml，口服，一日2次。(《常见病单味中药自疗法》)

4.治肝癌　大蒜8枚，丁香10g，砂仁10g，高良姜10g，生姜5g。共捣如泥，将药泥贴于中脘、足三里穴位上，每日1～2次。(《中华肿瘤治疗大全》)

5.治胃癌　①大蒜豆：大蒜20g，炒黄豆40g，加水，文火煎至近稠为止。空腹服。②蒜酒：生大蒜250g去衣浸酒（名酒或高粱酒两瓶半）约1年，早晚空腹饮1小杯。③蒜茶：大蒜9～25g，去皮，捣如泥，和绿茶

1～1.5g、红糖25g拌捣后加开水500ml浸泡5分钟，温饮。

6.预防肠癌　①醋蒜：大蒜头浸米醋半月以上，每日2～3瓣。也适宜晚期肠癌包块，伴腹痛腹泻、血便者。(《癌症康复》) ②大蒜100g，西瓜1个。大蒜去皮，西瓜洗净，挖出一块三角形，放入大蒜，盖好瓜皮，盛盘中，隔水蒸熟，趁热饮汁。(《中华肿瘤治疗大全》)

【药理作用】

1.抗肿瘤作用　本品对大鼠腹水肉瘤MTK-Ⅳ及小鼠艾氏腹水癌的癌细胞具有抗分裂作用。(《抗癌中药药理与应用》)

对大蒜素较为敏感的实验瘤株为小鼠网织细胞肉瘤ASR及S_{180}肉瘤，其次是肝癌腹水型，再次是子宫颈癌。(《齐鲁中医药情报》)

大蒜素在体外可有效诱导人肝癌BEL-7402细胞凋亡。[《山东医药·内科(上半月)》]

大蒜素可显著抑制卵巢癌细胞株H08910的生长，具有明显的时间及剂量效应，大剂量的大蒜素对H08910细胞呈直接杀伤作用，而小剂量则诱导细胞凋亡。(《安徽中医学院学报》)

大蒜油具有显著性的杀伤和抑制人食管癌细胞生长的能力，随浓度增加其抑杀肿瘤细胞的能力愈显著。(《空军总医院学报》)

大蒜素可使人胃癌细胞系MGC-803和SGC-7901细胞周期阻滞于M期。(《中国肿瘤临床》)

2.防癌作用　大蒜素可有效抑制4-硝基喹啉氧化物诱发的口腔癌前病变和口腔癌。(《中华口腔医学杂志》)

3.化疗协同作用　大蒜素与M期特异性抗癌药物联合使用，具有协同抗肿瘤作用。(《中国肿瘤临床》)

大蒜素能增强顺珀、环磷酰胺、5-氟尿嘧啶、米托蒽醌等对小鼠肉瘤S_{180}、人白血病K_{562}的抑瘤作用。(《肿瘤》)

4.免疫作用　大蒜能提高NK细胞活性，改善T细胞功能及提高白细胞介素-2水平。(《湖南医科大学学报》)

—牛 黄—

牛科动物黄牛或水牛胆囊、胆或肝管中的结石，为天然牛黄；用牛胆汁或猪胆汁经提取加工而成的为人工牛黄。味苦，性凉；归肝、心经。清热解毒，息风止痉，化痰开窍。主治粒细胞白血病、真性红细胞增多症、原发性血小板增多症、嗜酸性细胞肉芽肿等骨髓增生性疾病，肝癌、胃癌、食管癌、胰腺癌、脑肿瘤及鼻咽癌等肿瘤；亦可用于高热、小儿惊风、中风、昏迷；咽喉肿痛、口舌生疮、痈疽疔毒等。0.2～0.5g，入丸、散。外用适量。注意本品不入煎剂，多入丸、散服用。孕妇慎用。

【临床应用】

1.治食管癌　人工牛黄6g，硇砂3g，板蓝根30g，猫眼草30g，制南星9g，威灵仙60g。制成浸膏干粉，每天服4次，每次1.5g。(《安徽科技信息》)

2.治贲门癌梗阻　人工牛黄9g，乳香、没药各15g，硼砂、三七各30g，麝香1.5g。共研细末，每日含化4次，每次1.5g。(《肿瘤药物治疗》)

3.治肿瘤化疗后静脉炎　牛黄解毒片20粒，去糖衣研末，用70%乙醇少许调成糊状，外敷患处。治肿瘤化疗后静脉炎84例，显效62例，有效22例，总有效率为100%。(《华西医学》)

【配伍经验】

本品配雄黄、冰片，治皮肤癌。

【药理作用】

1.抑瘤作用　本品对小白鼠肉瘤$_{37}$、肉瘤$_{180}$有明显的抑制作用。对艾氏腹水癌（实体型）也有一定的抑制癌细胞分裂的功能。(《抗癌中药药理与应用》)牛磺酸在体外作用6小时可诱导人急性早幼粒细胞白血病细胞HL-60细胞凋亡。(《中国中西医结合杂志》)

2.抗突变作用　牛磺酸可以有效地拮抗氧化剂氯化氨的致突变作用，从而降低氯化氨诱发的小鼠胃癌的发生率。(《中华新医学》)

3.镇痛作用　中、低胆红素培植牛黄和天然牛黄均能显著降低醋酸所

致小鼠的疼痛反应，但对电、热物理因素所致小鼠疼痛反应无明显抑制作用。(《中国药理与临床》)

4.免疫作用　本品可显著提高小鼠腹腔巨噬细胞的吞噬百分率和吞噬指数。(《抗癌中药药理与应用》)对小鼠非特异性免疫、体液免疫和细胞免疫均有显著的促进作用。(《中国中药杂志》)

— 龙胆草 —

本品系龙胆科多年生草本植物龙胆和三花龙胆的根。味苦，性寒；归肝、胆、胃经。清热燥湿，清肝泻火。主治肝癌、胆癌、胰腺癌、鼻咽癌、胃癌、外阴癌；亦可用于湿热黄疸，阴肿阴痒、白带、湿疹等及肝胆热盛证。10～15g，水煎服。或入丸、散。外用适量。注意脾胃虚寒者不宜用。

【临床应用】

1.治甲状腺癌属肝经郁结者　龙胆草(酒拌、炒焦)60g，柴胡60g，海藻60g，昆布60g，小麦(醋煮、晒干)120g。上药共研末，炼蜜为丸，如梧桐子大，每服20～30丸，临卧白酒送下，噙化咽之尤好。(《中华肿瘤治疗大全》)

2.治胰腺癌　龙胆草15g，茵陈30g，黄连6g，皂角刺2g。每日1剂，水煎服，每日1剂。(《抗癌本草》)

【配伍经验】

本品常配栀子、黄芩，治肿瘤黄疸；配半枝莲、白花蛇舌草，治肝癌发黄；配金钱草、海金沙、郁金，治胆囊癌发黄；配大黄、莪术，治胰腺癌发黄；配黄柏、栀子、芦荟、当归等，治白血病；配黄柏，治妇科肿瘤湿热下注证。

【药理作用】

抗癌作用　本品甲醇提取物对小鼠宫颈癌U_{14}、小鼠肉瘤$_{180}$(腹水型)有抑制作用。(《云南抗癌中草药》)龙胆草提取物有抑制癌细胞扩散的作用。(《防癌抗癌中药》)

—青 黛—

本品系菘蓝（十字花科）、蓼蓝（蓼科蓼属植物）、木蓝（豆科木蓝属植物）、草大青等叶中的色素，经加工制取，干燥而成。味咸，性寒；归肝、胃、肺经。清热解毒，凉血散肿。主治慢性粒细胞白血病及肺癌痰中带血；放、化疗所致口腔溃疡、舌癌（局部外涂）；亦可用于热盛出血，肺热咳嗽；痄腮肿痛及热毒痈疮。1.5～3g，作散剂冲服或作丸服。外用适量干敷或调敷患部。不宜入汤剂煎服，注意脾胃虚寒者慎用。

【临床应用】

1.治急性白血病　①青黛40g，天花粉30g，芦荟20g，牛黄10g。研细末，制成丸，每日分2次服。（黑龙江中医学院附属医院方）②青黛适量，每次3～6g，每日3次，冲服或装入胶囊内吞服（煎服无效）。（《中华肿瘤治疗大全》）

2.治慢性粒细胞白血病　①青黛研粉，每次0.9～2.59冲服，日3次；或制成片剂，每次2～4，日3次。（《抗癌良方》）②将靛玉红制成片，每次2～4片，每日3～4次。（《中药新用》）

3.治舌癌　青黛9g，黄柏30g，肉桂3g，冰片0.6g，上药各研末，再共研，瓷罐收储，用时，用少许敷患处。（《中华肿瘤治疗大全》）

4.治食管癌　青黛4.5g，蛤蚧30g，柿霜15g，硇砂6g，硼砂9g，白糖60g。共研末，每次0.9～1.5g，含化，每日3次。（《抗癌本草》）

5.治胃癌　青黛3g，硼砂5g，沉香6g，共为细末；再用白马尿500ml，白萝卜500ml取汁，生姜250ml取汁，置于铜锅熬成膏。每次服3茶匙膏，加前药末0.21g，白汤调下，每日3次。（《抗癌中草药大辞典》）

6.治肝癌　青黛、牛黄各12g，紫金锭6g，野菊花60g，共为细末。每次3g，每日3次。（《癌症患者就医康复指南》）

7.治化疗后口腔溃疡　青黛：冰片（4：1）以生理盐水2～25ml调成糊状，用无菌棉签蘸药直接涂于溃疡面，每日3～6次，5天为一疗程。（《实用中医药杂志》）

8.治化疗药物外渗　青黛18g，煅石膏12g，滑石12g，黄柏9g，冰片0.9g，共为细末，用麻油调敷局部肿胀疼痛处，每小时敷1次，连用3日为一疗程。(《河南中医药学刊》)

【配伍经验】

本品配羌活，一寒一热，一升一降，散郁清火，开结通络，治肝经郁火，湿毒外蕴肌肤之皮肤癌；配姜汁汤，治胃癌疼痛。

【药理作用】

抗癌作用　其有效抗癌成分为靛玉红，靛玉红对动物移植性肿瘤有中等强度的抑制作用。其制剂对小鼠W_{256}肉瘤的抑制率在47%～58%，并可延长腹水型W_{256}大鼠的生存时间43%左右；对C57BL系小鼠Lewis肺癌的抑制率为43%；对小鼠乳腺癌亦有一定的抑制作用。临床上用本品制剂治慢性粒细胞白血病有确切疗效。(《常用中药成分与药理手册》)

—苦　参—

本品系豆科多年生落叶亚灌木植物苦参的根。味苦，性寒；归心、肝、胃、大肠、膀胱经。清热解毒，祛风燥湿。主治肠癌、宫颈癌、肝癌、皮肤癌、软组织肿瘤及滋养叶细胞癌。亦可用于湿热所致的黄疸、泻痢、带下、阴痒、疥癣、脓疱疮、皮肤瘙痒等。3～10g，水煎服。外用适量。本品苦寒，凡脾胃虚寒、食少便溏者忌用。反藜芦。

【临床应用】

1.治舌癌　苦参、五倍子、山豆根、七叶一枝花各30g，冰片少许。加水煎汁。待药汁温，代水含漱，每日数次。(《防癌抗癌中药》)

2.治胃肠道肿瘤　苦参15g，红藤30g，大枣10枚。水煎服，日1剂，可随证加减。(《实用抗癌药物手册》)

3.治膀胱癌　苦参、生地各15g，金银花、大蓟、小蓟各12g，泽泻、萆薢各9g，黄柏6g，琥珀屑(另吞)1.5g。(《肿瘤要略》)

4.治宫颈癌　苦参12g，白毛藤12g，土茯苓12g，半枝莲12g，墓头回12g。每日1剂，煎2次分服。(《抗癌中草药大辞典》)

5.治恶性葡萄胎及绒癌　用脱氧苦参碱针剂，静滴或局部注射。(《免疫中药学》)

6.治软组织肉瘤　苦参15g，蛇六谷、泽漆各30g，三棱、莪术各10g。水煎服，每日1剂。(《抗肿瘤中药的临床应用》)

7.治皮肤癌　苦参15g，地肤子、蛇床子、白鲜皮各20g。加水煎汁，代茶饮，每日1剂。(《防癌抗癌中药》)

8.治白血病　苦参12g，青黛(冲服)6g，生地黄、仙鹤草各30g。加水煎汁，代茶饮，每日1剂。(《防癌抗癌中药》)

【配伍经验】

本品常配黄连、紫草、败酱草、白花蛇舌草，治肠癌，症见腹胀痛，大便时常带脓血和黏液者；配半枝莲、墓头回、土茯苓、鸦胆子，治子宫颈癌；配白头翁、半枝莲、菝葜，治肠癌；配地榆、槐角，治肠癌便血；配蒲公英、土茯苓，治胃癌。

【药理作用】

1.抗肿瘤作用　本品对恶性葡萄胎、绒毛膜癌、子宫癌、艾氏腹水瘤和淋巴肉瘤细胞均有不同程度抑制作用，苦参总碱、苦参碱、氧化苦参碱对肉瘤-180有明显抑制作用；苦参对人白血病细胞K_{562}、人肝癌细胞$HepG_2$和SMMC-7721有明显的抑制作用。(《中华现代中西医杂志》)

苦参碱对Lewis肺癌移植小鼠、S_{180}实体瘤移植小鼠、淋巴瘤、艾氏腹水瘤移植小鼠等均有明显抑制肿瘤生长，延长小鼠寿命的作用。(《中国中西医结合杂志》)

2.免疫调节作用　苦参碱、氧化苦参碱在1/5 LD_{50}剂量下对小鼠免疫功能都有抑制作用。(《中草药》)

3.镇静作用　苦参碱和氧化苦参碱能增强小鼠脑内γ-氨基丁酸和甘氨酸含量，抑制Na^+-K^+-ATP酶活性，从而产生镇静作用。(《中国药学杂志》)

— 鱼腥草 —

本品系三白草科多年生草本植物蕺菜的全草。味辛，性微寒；归肺经。

清热解毒，排脓利尿。主治肺癌、绒毛膜癌、宫颈癌、胃癌等；亦可用于肺痈咳吐脓血及肺热咳嗽，热毒疮疡及热淋、小便涩痛等。15～30g，水煎服。外用适量。本品主要有效成分在挥发油内，故不宜久煎；本品有小毒，不宜过量。

【临床应用】

1.治鼻咽癌　鱼腥草、七叶一枝花各30g，苍耳子15g，威灵仙、石见穿各20g。每日1剂，加水煎汁，代茶饮。(《防癌抗癌中药》)

2.治肺癌感染发热　鱼腥草30g，赤小豆90g。水煎，日1剂，分2次服。(《中华肿瘤治疗大全》)

3.治肠癌　鱼腥草18g，山楂炭6g。水煎蜂蜜调服。(《抗癌植物药及其验方》)

4.治阑尾恶性肿瘤　鱼腥草、蒲公英、紫花地丁、白花蛇舌草各30g。加水煎汁，分3次服，每日1剂。(《防癌抗癌中药》)

5.治慢性淋巴细胞白血病　鱼腥草100g，粳米50g，煎服。(《中华肿瘤治疗大全》)

6.治癌性胸腹水　鱼腥草、马鞭草、夏枯草各30g，赤小豆60g。加水煎汁，每日1剂。分2次服。(《中华肿瘤治疗大全》)

【配伍经验】

配黄芩、大青叶，治肺癌感染发热；配红藤，治宫颈癌；配蒲公英，治胃癌热毒壅盛；配牛蒡子，治喉癌。

【药理作用】

抗癌作用　本品有抗噬菌体作用，提示有抑癌作用。国外在本品全草中得到一种熔点为140℃的针状结晶，已证明此结晶治疗胃癌有效。(《中华肿瘤治疗大全》)

— 茵陈蒿 —

本品系菊科多年生草本植物茵陈蒿的幼苗。味苦，性微寒；归脾、胃、肝、胆经。清热利湿，利胆退黄。主治肝癌、胆管癌、胰腺癌及癌性胸、腹水；亦可用于肝炎、胆囊炎、湿热黄疸。15～30g，水煎服。

【临床应用】

1.治胆管癌　茵陈15g，芦根20g，玉米须25g。加水浓煎。每日1剂，代茶频饮。(《中华肿瘤治疗大全》)

2.治癌性发热　茵陈30g，半枝莲30g，白花蛇舌草30g，大黄10g，栀子10g，配合大柴胡汤，水煎服。治50例，总有效率为90%。(《湖南中医杂志》)

【配伍经验】

本品常配栀子、大黄，为疏肝利胆、清热除湿退黄之要药，在肝、胰、胆等肿瘤病中多同时应用；配白花蛇舌草，治肝癌；配金钱草，治胆囊癌；热甚加溪黄草、蒲公英、黄芩；湿重者，加石菖蒲、白蔻仁、滑石；气虚加黄芪、怀山药；阴虚加沙参、生地黄、玄参；夹瘀血者，加乳香、没药、桃仁；胁肋疼痛加川楝子、延胡索。

【药理作用】

1.抗肿瘤作用　茵陈蒿水煎剂对大鼠实验性食管肿瘤有抑制作用；(《福建中医学院学报》)茵陈乙醇提取物在体外能抑制宫颈癌细胞的增殖；(中国药科大学学报)对人胃癌细胞BGC-823具有杀伤作用。(《中药材》)

2.抗突变作用　茵陈蒿煎剂对AFB_1诱发的小鼠骨髓多染红细胞微核率、染色体畸变率和姊妹染色单体交换率的增高有明显的拮抗作用，具有明显的剂量-反应性关系。(《癌变·畸变·突变》)

3.放、化疗减毒作用　对射线和氮芥损伤有良好的保护作用，对环磷酰胺表现出良好的减毒效果。(《癌症》)

4.免疫增强作用　茵陈蒿煎剂具有提高小鼠腹腔巨噬细胞吞噬功能，促进免疫功能的作用；(《中国实验方剂杂志》)茵陈蒿能促进白细胞分裂，增加白细胞数目，提高T细胞免疫活性，参与机体免疫调节和诱生干扰素等作用。(《中草药》)

—黄 芩—

本品系唇形科多年生草本植物黄芩的根。味苦，性寒；归肺、胆、胃、大肠经。清热解毒，泻火凉血。主治肺癌、肠癌、白血病及其他肿瘤属热毒炽盛者。亦可用于高热烦渴、湿热泻利、湿热黄疸及肺热肺痈、疖肿疮疡等。3～10g，煎服或入丸、散。本品苦寒，脾胃虚寒，少食、便溏者慎用。

【临床应用】

1.治大肠癌下血　黄芩9g，加水200ml，煎至六成，和渣一起温服。(《中华肿瘤治疗大全》)

2.治宫颈癌　①黄芩100g，黄连100g，黄柏100g。共研细末，先将子宫颈癌患处洗干净，然后外撒细末。(北京市中医院方)②黄芩、黄柏各9g，山豆根6g，水煎服。另局部用上药研粉置棉球中紧贴病灶。(《抗癌植物药及其验方》)

3.治黑色素瘤　黄芩、黄柏、栀子、马尾黄连各15g，白花蛇舌草、半枝莲各30g。水煎服。(《云南抗癌中草药》)

【配压经验】

本品常配大黄、黄连，治消化道癌合并出血；配栀子、龙胆草，治肝癌；配辛夷、苍耳子，治鼻咽癌；配鱼腥草，治肺癌发热；配胆南星，治肺癌咳嗽痰稠；配金银花、牛蒡子、板蓝根，治放疗后咽喉肿痛。

【药理作用】

1.抗肿瘤作用　本品提取物对JTC_{25}抑制率为100%；其乙醇提取物对小鼠肉瘤S_{180}抑制率为37.7%；汉黄芩素药理和临床都证明有较强的抗癌活性作用，对白血病细胞有抑制作用。(《中华肿瘤治疗大全》)黄芩可明显抑制肝癌细胞hepG2及人肺腺癌细胞AGZY-83株细胞的生长增殖，诱导癌细胞形态改变，使其停滞于细胞周期的静止期。(《河北中医药学报》)

可通过降低血液凝固性，抑制血小板聚集过程，来抑制肿瘤转移，亦可增强环磷酰胺的抗肿瘤效应。(《国外医学·中医中药分册》)

2.抗突变作用　黄芩可明显降低苯并芘诱发TA_{98}和TA_{100}的突变率。(《国外医学·中医中药分册》)明显抑制黄曲霉素B1诱发TA_{98}的突变。(《中药材》)

3.免疫调节作用　黄芩能激活巨噬细胞，促进IL-1产生，增强NK细胞活性，激活T淋巴细胞，提高淋巴细胞转化率，诱导γ-干扰素形成，从而发挥其对单核巨噬细胞、B淋巴细胞等的调节作用，亦可促进IL-2的产生，促进细胞免疫。(《河北中医药学报》)

4.抗多药耐药作用　黄芩素在非细胞素剂量时能逆转卵巢癌细胞耐药细胞株A2780/ADM对ADM的耐药性。(《肿瘤》)

5.对放射损伤的保护作用　黄芩中酚性苷类对小鼠颌下放射性损伤有明显的细胞保护作用。(《中药药理与临床》)

6.对多种化疗药物的增效减毒作用　黄芩黄酮A与MMC、ADM、5-Fu、卡铂羟喜树碱合用具有相加或协同作用，可降低端粒酶活性的表达。(《肿瘤研究与临床》)

黄芩提取物对小鼠和大鼠的移植肿瘤能改善环磷酰胺和5-氟尿嘧啶导致的骨髓抑制；肺癌化疗者服用黄芩提取物后造血功能活跃，骨髓红细胞系和粒细胞系有增强，循环的红细胞系和粒细胞系前体细胞增多。(《国外医学·中医中药分册》)

7.镇静作用　黄芩苷能抑制小白鼠的自发活动，作用强度与剂量有关，黄芩煎剂可抑制小鼠阳性条件反射，可用于神经兴奋性增高及失眠的高血压患者。(《抗癌中药药理与应用》)

—黄　连—

本品系毛茛科多年生草本植物黄连、三角叶黄连或云连的根茎、根须及叶。味苦，性寒；归心、肝、胃、大肠经。清热燥湿，泻火解毒。主治唇癌、舌癌、消化道肿瘤及肿瘤并发感染，属热毒、湿热内盛者；亦可用于痈疮肿毒、疔毒内攻，耳、目肿痛诸症及肠胃湿热所致的腹泻、痢疾、呕吐等。2～10g，煎服。或1～2g研粉吞服。外用适量。凡属脾胃虚寒而无湿热实火者不宜服。

【临床应用】

1.治舌体肿瘤　黄连10g，半夏10g，刀豆子60g，赤小豆60g。水煎，每日1剂，分2次服。(《中华肿瘤治疗大全》)

2.治外耳道或中耳癌　黄连30g，明矾15g，加猪胆汁30g，阴干后再研为细粉，每取适量吹入耳内，每次1～2次。(《肿瘤的诊断与防治》)

3.治耳部肿瘤　黄连(去须)30g，大黄15g，龙骨30g。上药共研末，每用少许，棉裹枣核大，塞耳中。(《中华肿瘤治疗大全》)

4.治食管癌　黄连、半夏、白豆蔻、人参、茯苓、竹茹各6g，水煎服。(《奇病广要》)

5.治直肠癌出血　黄连15g，生地黄60g，王瓜30g。王瓜烧存性，与生地黄、黄连共为粉末，蜜调为丸如梧桐子大，每次10丸，每日3次，米汤送服。(《中华肿瘤治疗大全》)

【配伍经验】

本品常配吴茱萸，治胃肠癌肝郁化热之胸胁胀痛、胃脘嘈杂；配木香，治肠癌泻利腹痛；配大黄，可用于胃癌、肝癌之吐血、便血；配肉桂，治肿瘤患者心肾不交之失眠；配黄芩、干姜、半夏，和胃降逆，开结散痞，用于消化道肿瘤湿热中阻之呕吐、泄泻。

【药理作用】

1.抗癌作用　黄连所含小檗碱对艾氏腹水癌细胞有抑制作用，其抑制癌细胞主要是抑制癌细胞的黄酶及核酸合成，抑制嘌呤核苷酸合成的中间体羟胺的利用。(《中华肿瘤治疗大全》)

2.抗放射作用　小檗碱对小鼠遭受^{60}CoP-射线照射而致的死亡有某种保护作用。(《中华肿瘤治疗大全》)

蒲公英

本品系菊科多年生草本植物蒲公英及其多种同属植物的带根全草。味苦、甘，性寒；归胃、肝经。清热解毒、利湿散结。主治肝癌、胃癌、乳腺癌、肠癌等；亦可用于热毒痈肿疮疡、内痈及湿热黄疸及小便淋漓涩痛。10～30g，水煎服。外用适量。本品用量过大，可致胃肠道反应如恶心、呕吐、轻度腹泻等。

【临床应用】

1.治鼻咽癌颈部淋巴结转移　鲜蒲公英30g，侧柏叶30g，生地黄30g。捣烂与蜜调匀，外敷颈部肿块。(《中华肿瘤治疗大全》)

2.治牙龈癌　蒲公英、夏枯草、白石英、白花蛇舌草各30g，紫花地丁15g。水煎，日1剂。(《肿瘤的诊断与防治》)

3.治食管、贲门癌　蒲公英根30g，加水煎，去渣，得汁服下。(《中国民间偏方大全》)

4.治肺癌疼痛　鲜蒲公英200g，捣碎取汁，将药水直接擦于痛处皮肤。(《中华肿瘤治疗大全》)

5.治乳腺癌破溃腐烂者　蒲公英50g，全蝎50g，大蜈蚣1条，血余炭25g，雄黄35g。上药共研细末，醋泛为丸，如桐子大，每次服10g，白酒送服，每日2～3次。(《中华肿瘤治疗大全》)

6.治急性淋巴细胞性白血病　鲜蒲公英50g，鲜茅根250g，鲜生地黄250g。将上药切碎、洗净。水煎，每日1剂，当茶饮。(《中华肿瘤治疗大全》)

【配伍经验】

本品常配连翘，治胃癌，既能使肿块缩小，又能减轻胃肠道症状；配紫花地丁、露蜂房，治乳癌；配夏枯草、牡蛎、天葵子，治鼻咽癌颈部淋巴结转移。

【药理作用】

1.抗肿瘤作用　蒲公英的热水提取液有抗肿瘤作用，且与给药时间有一定的关系；(《桂林医学》)蒲公英热水浸出物对小鼠肉瘤$_{180}$抑制率为43.5%；(《中华肿瘤治疗大全》)目前有人认为蒲公英可作为一种相对安全的抗肿瘤药物。(《吉林中医药》)

2.免疫作用　蒲公英干品制剂在体外能显著提高人淋巴细胞的转化率，

能提高及改善小鼠细胞免疫和非特异性免疫功能的作用；并能使环磷酰胺所致免疫功能受损小鼠的免疫水平得到恢复和保护。(《贵阳医学院学报》)

（二）活血化瘀类药物

—三　七—

本品为五加科多年生草本植物三七的根。味甘、微苦，性温；归肝、胃经。化瘀止血，活血定痛。主治多种肿瘤及癌性出血、疼痛；亦治其他各种出血及跌打损伤。内服：煎汤，3～9g；研末，1～3g；或入丸、散。外用：适量，磨汁涂；或研末调服。孕妇慎用。

【临床应用】

1.治鼻咽癌　三七粉、五倍子粉、枯矾粉各等份。共为细末，以凡士林纱条或植物油细纱条蘸药粉，塞入出血鼻孔内。(《防癌抗癌验方精编》)

2.治食管癌　干蟾蜍30g，田三七30g，三棱30g，五灵脂30g。上药用微火焙干存性，研成细末，过筛即得。每次1.5～3g，每日3次，用醋调和后，温开水冲服。(《中华肿瘤治疗大全》)

3.治胃癌　党参20g，白术15g，炙甘草5g，蒲公英30g，仙鹤草30g，三七粉3g，(冲)，水煎服。(《抗癌良方》)

4.治肠癌　将三七、天龙、桂枝、地龙加工成片剂，每片生药1.5g，每次2～3片，1日3次。(上海中医学院方)

5.治白血病　三七粉、黄药子各9g，乌梅6g，龙葵、薏苡仁各60g，白花蛇舌草75g，水煎服，每日1剂。(《抗癌良方》)

6.治肿瘤化疗后出血　生山药100g，桂圆肉20g，炮姜炭6g，三七粉10g。将桂圆肉、炮姜炭先煮30分钟，去渣入山药，三七粉慢火煮成糊，加入红糖少许。于化疗第一天起，每日3餐服用，连续30日。对化疗后咯血、便血、呕血、衄血均有效。(《天津中医学院学报》)

7.治癌性疼痛　三七粉1g，口服，每日3次，与速效救心丸合用，治疗35例，中度痛含服速效救心丸10粒，重度痛含服速效救心丸15粒，总有效

率为91.42%。(《中国中医急症》)

【配伍经验】

本品配大黄炭，治各种肿瘤出血；配蒲黄炭、仙鹤草，治肺癌咯血；配蒲黄炭，治胃癌呕血；配炮姜、制附片，治胃癌脾胃虚寒呕血者；配白及粉，治食管癌吐血性分泌物者。

【药理作用】

1.抑制癌细胞生长　三七中多糖对小鼠肉瘤$-_{180}$有极明显的抑制效果。三七水煎剂对人宫颈癌细胞-26抑制率达90%以上。(《抗癌中草药大词典》)

2.阻断癌前病变　三七对实验性大鼠慢性萎缩性胃炎癌前病变的形态学改变有明显的改善作用；能逆转腺上皮的不典型增生和肠上皮化生；(《北京中医药大学学报》)三七能降低胃癌前病变大鼠胃黏膜上皮细胞癌基因表达的异常增高而发挥治疗胃癌前病变的作用。(《北京中医药大学学报》)

3.诱导细胞凋亡　三七有促进甲基硝基亚硝基胍（MNNG）转化的人胃黏膜上皮细胞凋亡的作用。(《中华消化杂志》)

4.化疗协同作用　三七能增加环磷酰胺抗瘤活性，减轻其毒性反应，提高环磷酰胺的抑瘤率。(《中医研究》)

5.对免疫功能的影响　三七总皂苷可使小鼠溶血空斑数增加，亦可提高小鼠腹腔巨噬细胞的吞噬指数。(《中成药研究》)

6.镇痛作用　腹腔注射三七总皂苷可减少小鼠醋酸扭体反应次数，并能提高热反应阈。(《中成药研究》)

—川　芎—

本品系伞形科多年生草本植物川芎的根茎。味辛，性温；归肝、胆、心包经。活血行气，祛风止痛。主治脑肿瘤及脑转移癌，肝癌、骨癌等；也治月经不调、痛经、产后腹痛及头痛、风湿背痛。内服：煎汤，3～10g；研末，每次1～1.5g；或入丸、散。外用：适量，研末撒；或煎汤漱口。阴虚火旺，多汗，月经过多及出血性疾病者不宜应用。

【临床应用】

1.治鼻咽癌疼痛　两面针30g，徐长卿15g，川芎15g，蜂蜜30g。前三味水煎后去渣兑蜂蜜服。（《防癌抗癌良方》）

2.治食管癌　川芎嗪注射液200mg，静脉滴注，第1～5天，配合化疗方案，治疗50例，有效率（CR+PR）为52%，优于单纯化疗的30%。（《河南职工医学院学报》）

3.治肺癌　川芎嗪注射液5mg/kg，静脉滴注，每日1次，配合手术治疗56例，从手术前4天至术后6天应用，结果川芎嗪注射液能明显改善患者的血液流变性，提高手术成功率。（《安徽医科大学学报》）

4.治妇科肿瘤　川芎、当归、白芍、熟地黄、官桂、莪术各等量。研为末，每服15g，水煎后服用。（《济阴纲目·腹中结块》）

5.治白血病　①川芎15g，板蓝根15g，铁扁担15g，猪殃殃48g，罂粟壳6g。水煎服，每日1剂，或制成浸膏压片服用，每日分4次服。（《中国民间偏方大全》）②川芎6g，生地黄、白芍各15g，当归9g，阿胶9g，何首乌15g，鸡血藤30g。用水煎服，每日1剂，分3次服，15日一疗程。（《中草药验方选编》）

6.治癌性疼痛　辛香止痛剂（由川芎、薄荷、冰片、丁香等组成）吸入剂，治疗50例，有效率为72%。（《中医研究》）

【配伍经验】

本品常与僵蚕为伍化痰散瘀；配天麻解痉止痛，通络降浊，治脑肿瘤；配黄芪益气活血，治肝癌；配当归养血活血，治妇科肿瘤；配附子温阳化瘀，治胃肠肿瘤；配生地黄化瘀润燥，治宫颈癌；配香附行气活血，治盆腔肿瘤；配细辛温经止痛，治骨肿瘤；配露蜂房搜风止痛，治乳腺癌；配桂枝温经通络，治腹部肿瘤；配地龙散结宣闭，治脑膜瘤；配连翘，治咽喉肿瘤、甲状腺肿瘤。

【药理作用】

1.抗肿瘤作用

（1）川芎对白血病细胞有抑制作用：川芎内酯有较强的抗突变性。（《抗

癌中草药大词典》)

(2)诱导肺癌细胞凋亡：川芎嗪能抑制小鼠肺癌H_{446}细胞增殖，且呈浓度相关性，可诱导其癌细胞凋亡；(肿瘤防治研究)川芎嗪可抑制大肠癌moser细胞的增殖，并可诱导其凋亡。(《肿瘤》)

(3)诱导肝癌细胞分化：川芎嗪可抑制人肝癌细胞恶性表型Bel-7402细胞增殖，诱导肝癌细胞分化。(《临床肝胆病杂志》)

(4)抑制肿瘤内血管生成：川芎嗪可抑制小鼠lewis肺癌抑制瘤的生长和转移，并降低肿瘤微血管密度和血管内皮生长因子；(《中草药》)对血管内皮细胞的生长有明显的抑制作用。(《中国药理与临床》)

(5)逆转肿瘤多药耐药：川芎嗪可促进肺癌细胞株和肺癌患者PBMC的Th_2优势状态向Th_1方向逆转。(《上海免疫学杂志》)川芎嗪能部分逆转乳腺癌MCF-7/ADR的耐药性。(《中国药师》)

(6)抗肿瘤转移作用：川芎嗪有明显的抗B16-F10黑色素瘤肺转移的作用，并能促进小鼠脾NK细胞活性。(《华西医科大学学报》)

(7)化疗协同作用：低浓度的川芎嗪与5种化疗药(Vp-16、ADM、DDP、MMC、5-Fu)协同，可产生较强的抑制大肠癌moser细胞增殖作用。(《肿瘤》)

2.抗放射作用　川芎嗪能明显抑制纤维细胞的生长和繁殖，对于减少放射引起的纤维组织增生，减轻放射性肺纤维化、放射性皮肤纤维化、放射性肠粘连等均有意义。(《中西医结合杂志》)

—丹　参—

本品系唇形科多年生草本植物丹参的根。味苦，性微咸；归心、心包、肝经。活血祛瘀，凉血养血。主治肝癌、食管癌、胃癌等；也治月经不调、血滞经闭、疮痈肿痛。内服：煎汤，10～30g，酒炒可增强活血之功。

【临床应用】

1.治脑部肿瘤　丹参30g，葛根30g，生南星12g，生牡蛎30g，夏枯草20g。加水煎汁，每日1剂，分2～3次饮服。(《防癌抗癌中药》)

2.治鼻咽癌　对应用^{60}Co放射治疗鼻咽癌的患者，同时加用复方丹参注射液2ml，每周3次肌内注射，40次为一疗程。与对照组比较，丹参组肿瘤消退快，不留或少留瘢痕组织。(《临床中药学》)

3.治食管癌　①复方丹参注射液配合电化疗和COP方案，治疗中晚期食管癌50例，部分缓解+完全缓解42例，占84%。(《实用肿瘤杂志》)

4.治肝癌　①丹参30g，藤梨根80g，石见穿20g，一枝黄花30g。加水煎汁，每日1剂，分2～3次饮服。(《防癌抗癌中药》)②丹参、黄芪、制鳖甲各150g，水蛭、莪术各100g。共研细末，拌匀备用。每日3次，每次6g，温开水送服。本方亦可制成胶囊，每粒0.5g，每日3次，每次服4～6g。(《防癌抗癌中药》)

5.治胃癌　丹参30g，白花蛇舌草30g，藤梨根80g。加水煎汁，每日1剂，分2～3次服。(《防癌抗癌中药》)

6.治恶性淋巴瘤　丹参30g，生鳖甲、炮山甲、山豆根各15g，加水煎汁，每日1剂，分2～3次饮服。(《防癌抗癌中药》)

7.治晚期癌性疼痛　丹参注射液20～40ml加10%葡萄糖注射液500ml静脉滴注，每日1次，15天为一疗程。(《中国肿瘤临床与康复》)

8.化疗协同作用　①预防肿瘤放化疗所致的骨髓抑制：94例恶性肿瘤进行以卡铂为主的放化疗同时静滴丹参16ml与升白药比较，0度骨髓抑制丹参组为87.9%，升白药为29%。(《河南肿瘤学杂志》)②增强化疗疗效：丹参注射液能增强环磷酰胺抗肿瘤活性，作用优于尿激酶。(《西安医科大学学报》)

9.放疗增敏作用　放疗同时配合静滴丹参注射液10ml，治食管癌128例，其完全缓解率及症状改善率明显优于单纯放疗组。(《中国中西医结合杂志》)

【配伍经验】

本品配泽泻，擅长活血化瘀，利水消肿，治癌性腹水；配鳖甲，化瘀消痞，治肝癌合并肝硬化者；配泽兰，活血利水，治肾癌水肿；配白茅根，利尿止血，治膀胱癌尿血；配枳壳，治肿瘤患者胃肠瘀血见腹胀；配百合，活血润肺，治肺癌；配川芎，治脑瘤头痛者；配三七，通络止痛，治癌性疼痛；配牡丹皮，凉血泻热，治癌性血瘀发热；配香附，活血行气，治肿瘤心腹胀气。

【药理作用】

1.抗肿瘤作用

（1）丹参可以延长Ehrlich腹水癌小鼠的存活时间。(《上海中医药杂志》)

（2）紫丹参甲素，对小鼠Lewis肺癌、黑色素瘤$_{1316}$和肉瘤$_{180}$有不同程度的抑制作用。(《药学学报》)

（3）丹参酮ⅡA对人肺腺癌细胞SPC-A-1有显著的抑制作用，其机理可能是与上调p53、p52表达，下调CDAN2的表达，抑制DNA合成有关。(《中国肺癌杂志》)

（4）丹参素在无血清培养液中能明显抑制人胃腺癌NGCC细胞株，并有较好的剂量依赖关系。(镇江医学院学报》)

（5）丹参酮可诱导人肝癌细胞（SMMC-7721）某些表型的逆转，诱导癌细胞分化；能抑制人肝癌细胞系BEL-7402的细胞生长，诱导癌细胞凋亡。(《第三军医大学学报》)

（6）对宫颈癌细胞有诱导分化作用。(《中华肿瘤杂志》)

2.化疗增效减毒作用

（1）丹参能增强喜树碱对艾氏腹水癌、肝癌、肉瘤S_{180}和白血病L_{615}的抗癌活性及环磷酰胺的抗癌活性有增效作用；(《中华血液学杂志；中华肿瘤杂志》)通过调整凝血-纤溶-血小板系统状态而增强肿瘤宿主的抗肿瘤能力并起到抗癌药物的增效作用。(《中药通报》)

（2）丹参对丝裂霉素诱发的小鼠遗传物质染色体损伤具有防护作用。(《癌变·畸变·突变》)

（3）丹参注射液可明显减轻顺铂对小鼠的听力损伤。(中国应用生理学杂志》)

3.防肿瘤术后复发转移　丹参可抑制人肝癌细胞SMMC-7720的侵袭能力，促进已黏附细胞的脱落，防治裸鼠人肝癌切除术后转移复发。(《中国

中西医结合杂志》)

4.免疫调节作用

（1）丹参能促进T细胞功能转化，诱生干扰素，增强单核巨噬细胞吞噬功能。(《中西医结合肿瘤学》)

（2）丹参注射液能明显增强人肿瘤浸润淋巴细胞（TIL）活性，促进TIL对癌细胞的杀伤活性，作用类似IL-2。(《浙江中医学院学报》)

（3）丹参既能改善体液免疫功能，又能调节蛋白代谢和免疫的功能。据此有人把丹参制剂应用于器官移植，获得一定效果。(《浙江中医杂志》)

—穿山甲—

本品系脊椎动物鲮鲤科穿山甲（食蚁鲮鲤）的鳞片。味咸，性微寒；归肝、胃经。活血祛瘀通络，攻坚排脓，搜风通络，通经下乳。主治乳腺癌、食管癌、肝癌、皮肤癌、白血病、恶性淋巴瘤。内服：煎汤，6～10g，或研末吞服3～5g，或入丸、散。孕妇及癌肿已溃者忌用。

【临床应用】

1.治鼻咽癌　炮甲3g，蜈蚣3条，地龙3条，土鳖虫3g，田三七3g，焙干共研细末，加适量米汤，每日分3次服。(《中华肿瘤治疗大全》)

2.治食管癌　制马钱子300g，炒蟾蜍300g，穿山甲珠200g，炒五灵脂200g，怀山药粉适量。上药共研细末，以怀山药粉调为糊状后，再制成绿豆大小的丸剂。每次3g，每日2次，饭后服。(《中华肿瘤治疗大全》)

3.治乳腺癌　黄药子30g，穿山甲12g，王不留行12g，夏枯草9g。水煎，每日一次，分2次口服。(《中华肿瘤治疗大全》)

4.治肛门癌　穿山甲15g，猪苓6g，共以醋炙研末，酒服每次6g，外用穿山甲末和麻油，轻粉涂之。(《仁斋直指方·便毒便痈》)

5.治大肠癌　穿山甲40g，龟甲40g，麝香0.6g，均研细末，每次4g，用绿茶水送下，每日2次。(《中华肿瘤治疗大全》)

6.治白细胞减少症　用长安升白冲剂（穿山甲、白术、紫河车、枸杞子等）治疗肿瘤化疗所致白细胞减少。(《陕西中医》)

【配伍经验】

本品配露蜂房、王不留行，治乳腺癌；配石见穿、臭牡丹，治肺癌；配山慈菇，治胃癌；配鳖甲、桃仁，治肝癌；配莪术，治卵巢癌。

【药理作用】

抗肿瘤作用　穿山甲碱有抗白血病的作用；（《中药药理毒理与临床》）穿山甲煎液可抑制HL-60细胞生长，并诱导其凋亡。（《浙江中西医结合杂志》）银甲丸（穿山甲、金银花、蒲公英）有抗乳突状癌细胞的作用。（《抗癌中草药大辞典》）

—莪　术—

本品系姜科多年生草本植物莪术、郁金的干燥根茎。味辛、苦，性温；归肝、脾经。破血祛瘀，行气止痛。主治肝癌、宫颈癌、卵巢癌、淋巴肉瘤、黑色素瘤、白血病、胃癌、肠癌、子宫肌瘤等。内服：煎汤，3～10g，或入丸、散。外用：适量，煎汤洗，或研末调敷。孕妇及月经过多者忌用。

【临床应用】

1.治肺癌　以三棱、莪术为主方（加王不留行、大黄䗪虫丸）治疗62例原发性肺癌，总有效率61.3%，生存期大于1年4例，大于2年4例，大于3年2例，以鳞型肺癌疗效较好，腺癌次之。（《上海中医杂志》）

2.治胃癌　应用榄香烯乳、氟尿嘧啶配合灸“神阙”治疗36例晚期胃癌，可以显著地提高治疗晚期胃癌的疗效，大幅度地降低其胃肠道副作用，减少血液学毒性，对延长患者生存期，提高患者生活质量有积极作用，更适合于年老体弱、骨髓功能不良及免疫功能低下者的治疗。（《中国肿瘤临床》）

3.治肝癌　④莪术15g，制鳖甲、茵陈、半枝莲各30g。每日1剂，加水煎汁，分3次服。（《防癌抗癌中药》）②莪术、三棱各9g，石见穿30g，郁金12g。每日1剂，加水煎汁，分2～3次服。（《防癌抗癌中药》）

4.治宫颈癌　醋制莪术、醋制三棱各15g，将2味药加水300ml，煎成200ml，去渣取汁。每日服1剂，早饭前、晚饭后各服100ml。（《中国民间

偏方大全》)

5.治疗卵巢癌　莪术15g，藤梨根、白英、白头翁各30g。每日1剂，加水煎汁，分2～3次服。(《防癌抗癌中药》)

【配伍经验】

本品配莱菔子，消食化积，治胃肠癌、放疗性胃炎和肠炎及腹部手术后等所致腹胀、消化不良；配猪苓，治癌性胸水、腹水、心包积液及放化疗后体虚的恢复；配山慈菇，治胃癌；配漏芦，治乳腺癌；配臭牡丹，治肺癌；配茵陈、白花蛇舌草，治肝癌；配金钱草，治胆管癌。

【药理作用】

1.抗肿瘤作用

(1)温莪术注射液对小鼠肉瘤的抑瘤率达52%以上。体外实验，莪术油对腹水癌、L_{615}白血病细胞均有直接的破坏作用。莪术醇及莪术双酮对小鼠肉瘤37、宫颈癌14、艾氏腹水癌均有较高的抑制率，能使癌细胞变性坏死。(《新医药杂志》)

(2)莪术油对白血病细胞株HL-60和K562细胞的生长有抑制作用，且其与药物浓度和时间相关。(《广州中医药大学学报》)

(3)莪术油能有效抑制Lewis肺癌细胞增殖。(《中国中医药科技》)

(4)莪术油能抑制HepA肝癌细胞增殖核抗原(PCNA)阳性表达率，上调RB量的表达，其抑瘤作用与5-Fu相近。(《中国自然医学杂志》)

2.放化疗增效作用　临床上先用莪术油治疗癌症一段时间后再加用放疗或化疗，可提高单一药物的疗效，并可防止白细胞的下降，延长了放疗和化疗疗程；(《中药药理毒理与临床》)莪术油肝动脉灌注栓塞治疗原发性肝癌，疗效与化疗药相似，但生存时间和骨髓抑制明显优于化疗药。(《首都医科大学学报》)

（三）软坚散结类药物

—白僵蚕—

本品系蚕蛾科昆虫家蚕的幼虫在未吐丝前因感染白僵蚕菌而病死的僵化虫体。味咸、辛，性平；归肝、肺经。散结化痰，解毒止痛。主治乳腺癌、膀胱癌、恶性淋巴瘤、脑肿瘤、白血病、胃癌。内服：煎汤，4.5～9g，或入丸、散。外用：研末敷或调敷。

【临床应用】

1.治脑肿瘤　白僵蚕15g，鱼腥草15g，葵树子30g。共为细末，每次6g，每日2次。（《实用抗癌药物手册》）

2.治舌癌　僵蚕3g，黄连（蜜炒）6g。为末掺之，涎出为妙。（《种德堂经验方》）

3.治乳腺癌　僵蚕、穿山甲珠各9g，金银花30g，木鳖子（整个用）、大枫子（整个用）各3g，用烧酒50g，分2次用炭火煎之，顿服。（《抗癌中草药大辞典》）

4.治胃癌　白僵蚕、山慈菇各25g，露蜂房、全蝎各20g，蟾蜍皮15g。上五味，捣碎，置净器中，用酒450ml浸之，经7日后开取。空腹口服，每次10～15ml，每日3次。（《药酒验方选》）

5.治恶性淋巴瘤　白僵蚕研末，开水送服1.5g，一日2次。（《千金要方·瘰疬》）

【配伍经验】

本品配蜈蚣、全蝎，治脑肿瘤；配苍术，治胃癌；配石见穿、木蝴蝶，治肺癌，咳嗽咽痛；配露蜂房、蒲公英，治乳腺癌；配水蛭，治宫颈癌。

【药理作用】

抗肿瘤作用　本品的醇提取物能抑制小鼠肉瘤$_{180}$的生长。体外实验，本品可抑制人肝癌细胞的呼吸。（《中华肿瘤治疗大全》）

—半 夏—

本品系天南星科多年生草本植物半夏及掌叶半夏的地下块茎。味辛，性温，有毒；归脾、胃、肺经。燥湿化痰，消痞散结，降逆止呕。主治宫颈癌及其癌前病变、食管癌、鼻咽癌、皮肤癌等。内服：煎汤，3～9g，或入丸、散。外用：适量，磨汁涂或研末以酒调敷患处。一切血证及阴虚燥咳、津伤口渴者忌用。

【临床应用】

1.治脑瘤　生半夏（先煎）、生南星（先煎）各15g，葛根30g，干蜈蚣2条，炙甘草9g。水煎，每日1剂，分2～3次服。(《防癌抗癌中药》)

2.治鼻咽癌　①生半夏（先煎）、山豆根各15g。加水煎汁，每日1剂，分2～3次饮；②生半夏、生川乌、生南星各30g。加水久煎，每日1剂，分2～3次饮服。(《防癌抗癌中药》)

3.治甲状腺瘤　全半夏10g，水煎15分钟。肝郁气滞痰结者加郁金、柴胡、香附；脾虚痰湿中阻者，加茯苓、白术、扁豆；肝郁化热痰结者加川黄连、栀子、木通。隔日1次，连服20剂。(《福建中医药》)

4.治食管癌　①生半夏（先煎）15g，旋覆花12g，代赭石30g，加水煎汁。每日1剂，分3次服。(《防癌抗癌中药》) ②生半夏、醋制紫硇砂50g，硼砂25g，共研细粉。一般每次内服2g，分数份放舌根部咽下，每日1～2次。用后漱口，以减少对口腔黏膜的刺激，但不可用水送服。用药7～10日，咽下困难减轻，或吐黏液减少为效，可继续用药，一般不得超过30日，用药7～10日无效者不再使用。(《新中医》)

5.治肺癌　①生半夏（先煎）15g，鱼腥草30g，云雾草30g，水煎，每日1剂，分2次服。②生半夏、生南星、桃仁各15g，杏仁9g，薏苡仁30g。加水久煎，每日1剂，分2次服。(《防癌抗癌中药》)

6.治宫颈癌　用掌叶半夏水溶性提取物制成片剂，每片相当于生药10g，每日2～3次，每次2～3片，饭后服。同时用半夏栓剂和棒剂塞入宫颈管。治疗期均在2月以上。观察各期患者247例，总有效率77.3%。(《上

海医学》）

【配伍经验】

本品配生南星，治食管癌；配益智仁，治食管癌泛吐涎痰者；配海浮石、瓜蒌，治肺癌痰多难咯；配胆南星，治肺癌咳痰黄稠；配黄药子，治甲状腺癌；配藤梨根，治胃癌；配白僵蚕、白芷，治脑瘤头痛；配射干、麦冬、天花粉，治放疗后咽干咽痛者。

【药理作用】

抗肿瘤作用　掌叶半夏的烯醇或水浸出液对动物实验性肿瘤S_{180}、HCA和U_{14}和HeLa细胞均有明显的抑制作用。（《中华肿瘤治疗大全》）

—牡　蛎—

本品系牡蛎科动物牡蛎和大连湾牡蛎或近江牡蛎等的贝壳。味咸，性微寒；归肝、肾经。软坚散结，平肝潜阳，敛汗固涩。主治肝癌、肺癌、乳腺癌、鼻咽癌、神经瘤、甲状腺瘤等各种实体瘤。内服：煎汤，适量，9～30g（先煎），或入丸、散。外用研末干撒、调敷或作扑粉。本品多服久服，易引起便秘和消化不良。

【临床应用】

1.治鼻咽癌　生牡蛎、昆布、炮山甲、天冬各20～30g，山慈菇15g。水煎，分2～3次服，每日1剂。（《防癌抗癌中药》）

2.治腮腺癌　牡蛎、海藻、白毛夏枯草、白花蛇舌草、板蓝根各20～30g。水煎，分2～3次服。每日1剂。（《防癌抗癌中药》）

3.治甲状腺癌　生牡蛎30g，山甲片、黄药子各15g，莪术15g，白花蛇舌草20g。加水煎服，每日1剂。（《防癌抗癌中药》）

4.治乳腺癌　牡蛎30g，猫爪草30g，蛇莓30g，夏枯草9g。每日1次，水煎，分2次服。（《中华肿瘤治疗大全》）

5.治子宫颈癌　牡蛎20g，山豆根、黄柏各9g，黄芩4.5g。水煎服，每日1剂。（《现代治癌验方精选》）

【配伍经验】

本品配海藻、昆布，擅长软坚散结、消瘿瘤，治甲状腺瘤、甲状腺癌；配天葵、夏枯草，治鼻咽癌及颈部淋巴结转移、颈部恶性淋巴瘤；配半枝莲、制鳖甲，治肝癌；配王不留行、路路通，治乳腺癌，乳房胀痛。

【药理作用】

1.抗癌作用　本品全体水提取物对小鼠肉瘤$_{180}$、克雷布斯-2有抑制作用；牡蛎肉的水提取物作瘤内注射，对A-12、SV-40病毒诱发的田鼠肿瘤有治疗作用；牡蛎肉中的一种鲍灵成分，对一些细胞株和动物有细胞毒作用和抑制其生长的作用。(《抗癌中草药大辞典》)

2.免疫作用　能促进实验动物脾脏抗体生成细胞数增加。(《抗癌中草药大辞典》)

—昆　布—

本品系褐藻类翅藻科植物昆布、裙带菜属植物裙带菜和海带科植物海带的叶状体。味咸，性微咸；归肝、胃、肾经。消痰软坚，利水消肿。主治甲状腺癌、恶性淋巴瘤、肺癌及淋巴转移癌。内服：煎汤，6～12g，或入丸、散。脾胃虚寒蕴湿者忌用。

【临床应用】

1.治鼻咽癌　昆布、生牡蛎(先煎)、炮山甲、天冬各20g，山慈菇15g。水煎，每日1剂，分2～3次服。(《防癌抗癌中药》)

2.治甲状腺癌　海藻60g，昆布60g，柴胡60g，小麦(醋煮、晒干)120g，龙胆草(酒拌、炒焦)60g。上药共为末，炼蜜为丸，如梧桐子大，每服20～30丸，临卧白酒送下，噙化咽之尤好。(《中华肿瘤治疗大全》)

3.治肺癌　昆布、海藻、半夏、全瓜蒌各15g，白花蛇舌草30g。水煎，代茶饮。每日1剂。(《防癌抗癌中药》)

4.治恶性淋巴瘤　昆布、海藻、夏枯草、石见穿各15～30g，水煎，分3次服，每日1剂。(《防癌抗癌中药》)

【配伍经验】

本品常与海藻相配软坚散结，治甲状腺癌。

【药理作用】

1.抗肿瘤作用　昆布的热水提取物小鼠肉瘤$_{180}$、白血病$_{1210}$、Meth-A瘤、β-16黑色素瘤、肉瘤$_{180}$均有显著抑制效果。(《化学与药学》)此外，还发现昆布对体内的人体KB癌细胞培养有明显的细胞毒作用，可杀灭50%以上的癌细胞。(《海洋药物》)

2.免疫增强作用　昆布对机体免疫功能有明显的促进作用；(《国外药学·植物药分册》)能对抗由环磷酰胺引起的白细胞下降及$^{60}Co\ \gamma$射线辐射损伤，并能明显增加半数溶血值，增强体液免疫功能。(《中国药科大学学报》)

—海　藻—

本品系马尾藻科植物海蒿子（大叶海藻）和羊栖菜（小叶海藻）的全草。味咸，性寒；归肝、胃、肾经。软坚消痰散结，利水消肿。主治甲状腺肿瘤、骨肿瘤、肺癌、乳腺癌、腮腺癌等。内服：煎汤，5～15g，或入丸、散。外用：适量，研末敷或捣敷。脾胃虚寒者禁用。

【临床应用】

1.治腮腺癌　海藻30g，牡蛎（先煎）30g，黄药子30g，昆布15g，猫爪草15g。水煎，每日1剂，分2次服。(《中华肿瘤治疗大全》)

2.治甲状腺癌　①海藻、昆布、黄药子、山慈菇各20g。加水煎汁，分2次服，每日1剂。(《防癌抗癌中药》)②海藻60g，柴胡60g，昆布60g，小麦（醋煮、晒干）120g，龙胆草（酒拌、炒焦）60g。上药共为末，炼蜜为丸，如梧桐子大，每服20～30丸，临卧白酒送下，噙化咽之尤好。(《中华肿瘤治疗大全》)

3.治食管癌　海藻30g，水蛭6g，分别用微火焙干，研细后混合。口服每次3g，每日2次，黄酒冲服。(《抗癌良方》)

4.治肺癌　①海藻16g，玳瑁16g，露蜂房9g，龟甲16g，鸦胆子9g，蟾酥0.6～1.2g。上药共研细末，每次0.7～1.4g，清晨及睡前各服1次。(《中华肿瘤治疗大全》)②海藻、黛蛤散各30g，王不留行、三棱、莪术各12g，或加大黄䗪虫丸2g(包煎)，水煎服。(《现代治癌验方精选》)

5.治胃癌　海藻、昆布、香茶菜、蒲公英、白花蛇舌草各30g。加水煎汁，分3次服，每日1剂。(《防癌抗癌中药》)

6.治乳腺癌　海藻30g，山慈菇9g，蒲公英30g，水煎，每日1剂，分2次服。(《中华肿瘤治疗大全》)

7.治肝癌　海藻、茵陈、半枝莲、白花蛇舌草各20～30g，藤梨根60g。加水煎汁，分2～3次服，每日1剂。(《防癌抗癌中药》)

8.治恶性淋巴肉瘤　海藻、蛇六谷、七叶一枝花各30g，夏枯草20g。加水煎汁，分2～3次服，每日1剂。(《防癌抗癌中药》)

【配伍经验】

本品配昆布，治多种肿瘤；尤其是配黄药子，治甲状腺肿瘤；配八月札，治胃癌；配山豆根，治食管癌。

【药理作用】

1.抗肿瘤作用　海藻及提取物对多种恶性肿瘤有较明显的抑制作用，抑癌率达55%。腹腔注射能使艾氏腹水癌60%～80%治愈；海藻多糖对大肠癌有明显抑制作用。海藻粗提取物海蒿子对子宫癌U_{14}、肉瘤$_{180}$及淋巴1号腹水癌有一定的抑制作用。近代临床应用研究证实，本品对甲状腺腺瘤、甲状腺癌、淋巴肉瘤及消化道肿瘤确有一定的治疗作用。(《抗癌中草药大辞典》)

2.免疫作用　海藻酸钠可提高机体细胞免疫功能。(《中华肿瘤治疗大全》)

—夏枯草—

本品系唇形科多年生植物夏枯草的带花果穗或全草。味苦、辛，性寒；归肝、胆经。清肝火，散郁结，降血压。主治甲状腺癌、甲状腺瘤、肝癌、乳腺癌、喉癌等；也治肝火上炎之目赤肿痛、头痛、目眩等。内服：煎汤，

6～15g，大剂量可用至30g；熬膏或入丸、散。外用：适量，煎水洗或捣敷。脾胃虚弱者慎用。

【临床应用】

1.治鼻咽癌　夏枯草30g，水煎，冲服牛黄0.3g，每日1剂。(《实用临床抗肿瘤中药》)

2.治喉癌　夏枯草30g，菝葜25g，水煎，分2次服。(《实用临床抗肿瘤中药》)

3.治晚期胃肠癌　夏枯草注射液80ml，加入5%葡萄糖注射液或0.9%生理盐水500ml中静滴，每日1次，30天为一疗程。(《山西中医》)

4.治肝癌　①以夏枯草为主，配茵陈、白花蛇舌草、海藻、昆布、漏芦等，治疗原发性肝癌，有一定疗效。(《辽宁中医杂志》)②经股动脉穿刺肝动脉介入法灌注夏枯草注射液60ml，45～60天内重复治疗一次。(《上海中医药杂志》)

5.治乳腺癌　夏枯草、天门冬等量。加水熬煮2次，将2次的滤液合并，慢火收成流浸膏。每次冲服量相当于生药各45g，日服3次。可同时配合其他中药内服。(《实用临床抗肿瘤中药》)

6.治大肠癌　夏枯草75g，黄精250g，贝母10g。水煎服，每日1剂。此方亦可作茶而时时饮之。(《实用抗癌验方》)

7.治淋巴肉瘤　夏枯草、半枝莲、白花蛇舌草各等量，制成注射液，每次2ml肌注或肿瘤内注射。每日或隔日1次，连续2周。(《实用临床抗肿瘤中药》)

【配伍经验】

本品配僵蚕，清火散结、化痰软坚，治火热、痰瘀互结所致各种癌症；配牡蛎，一可清肝火，散郁热，二可敛阴潜阳，升降既济，除邪扶正，治颅内肿瘤、甲状腺癌；配连翘，散结消肿，治肺癌呛咳、吐黄痰、胸背胀痛；配露蜂房、蒲公英，治乳腺癌；配半枝莲、白花蛇舌草，治肝癌；配胆南星、金银花，治鼻咽癌；配山慈菇、威灵仙；治喉癌咽部梗阻；配猫爪草、蚤休，治肺癌。

【药理作用】

1.抗肿瘤作用

（1）夏枯草对小鼠肉瘤$_{180}$、小鼠子宫颈癌$_{14}$有抑制作用。煎剂能抑制S180及艾氏腹水癌的生长。（《抗癌中草药大辞典》）

（2）夏枯草注射液能诱导人胃腺癌SGC-7901细胞凋亡。（《上海医学检验杂志》）

（3）夏枯草中所含熊果酸及其衍生物对P_{388}L、L_{1210}和人体肺肿瘤细胞均具有显著细胞毒性。（《中药现代研究与应用》）

2.对免疫系统影响　①可使肾上腺重量增加，而脾脏和胸腺重量减轻，其中胸腺萎缩极显著，表现为免疫抑制效应。（《山西医药杂志》）②具有调节外周血T细胞亚群作用，能上调T细胞亚群值。（《中国中西医结合消化杂志》）

3.促进胸膜纤维化形成　能使兔胸膜脏层和壁层有明显的纤维化增厚及大量淋巴细胞黏附，进而促使胸膜粘连。（《上海中医药大学学报》）

—鳖　甲—

本品系鳖科动物中华鳖的背甲。味咸，性寒；归肝经。软坚散结，滋阴潜阳，益肾健胃。主治癌症患者阴虚内热、盗汗、贫血、血小板减少等。内服：10～30g，水煎服。

【临床应用】

1.治肺癌　鳖甲、蛤粉各30g，同炒至色黄；熟地黄45g，共为末。每服6g，饭后清茶送下。（《中药大辞典》）

2.治卵巢癌　鳖甲、半枝莲、龙葵、白英、白花蛇舌草各50g，水煎服，分3次饮服，每日1剂。（《治癌中药处方700种》）

3.治宫颈癌疼痛　生鳖甲18g，人参18g，花椒9g。磨细末，每晚6g，开水送下，24天为一疗程。（《全国部分名老中医验方》）

4.治慢性粒细胞白血病阴虚发热　制鳖甲20g（先煎1小时），地骨皮10g，银柴胡5g，水煎，每日1剂。（《中华肿瘤治疗大全》）

【配伍经验】

本品配丹参，活血化瘀，软坚散结，治肝癌合并肝硬化；配青蒿，治疗各种癌症阴虚发热；配生地黄、龟甲、牡蛎，治白血病；配莪术、桃仁，治卵巢癌。

【药理作用】

1.抗肿瘤作用　鳖甲提取物对小鼠腹水肉瘤细胞S_{180}、肝癌细胞H_{22}、肺癌细胞Lewis有抑制作用；(《中国公共卫生学报》)

2.免疫调节作用

(1)鳖甲有增加血浆蛋白的作用，可用于肝病所致的贫血。(《中草药学》)能提高机体免疫力，延长抗体存在时间。(《中药药理毒理与临床》)

(2)鳖甲能提高NK细胞活性率及小鼠巨噬细胞的吞噬作用，从而具有免疫调节作用。(《食品科学》)

3.对X线照射的防护作用　鳖甲粗多糖可延缓X线照射小鼠的存活时间，提高存活率，显著提高受照射的白细胞数、脾细胞数和胸腺细胞数。(《辐射防护》)

(四)以毒攻毒类药物

—壁　虎—

本品系壁虎科动物无蹼壁虎或其他几种壁虎的全体。味咸，性寒，有小毒。散结止痛，祛风定惊。主治消化系统肿瘤，如食管癌、胃癌、肝癌，以及宫颈癌、肺癌、鼻咽癌、淋巴瘤及脑肿瘤等。内服：2～5g，水煎服；或每次1～1.5g，研末吞服。外用：适量，研末调敷。血虚气弱者不宜服用。

【临床应用】

1.治鼻咽癌　炙天龙(壁虎)末，口服，每次5g，每日2次。(《浙江中医杂志》)

2.治食管癌　①活壁虎5只，白酒0.5kg，以锅盛酒将活壁虎泡入，浸泡2～3日。口服每次10ml，每日3次，于饭前半小时服为好。(《抗癌中药药理与临床》)②守宫(壁虎)1只，薏苡仁、奶母子、黄药子各3份，加入曲酒，以浸至药面为度，密封浸泡2周。每服15～20ml，日3次。(《抗癌中草药大辞典》)③天龙2条(或2～5g)，急性子3～4.5g，冬凌草30g，甘草9g。加水煎汁，每日1剂，分2～3次饮服。(《防癌抗癌中药》)

3.治纵隔恶性肿瘤　壁虎5g，地龙9g，僵蚕6g，共研细末，炼蜜为丸，每丸1.5g，口服，每次1丸，每日2次。(《肿瘤的诊断与防治》)

4.治原发性肝癌　①守宫(壁虎)适量，研末，每服2g，日3次。(《抗癌中药药理与临床》)②壁虎、干蟾皮各6g，石见穿30g，藤梨根60g，半枝莲20g。加水煎汁。每日1剂，分2～3次服。(《防癌抗癌中药》)

5.治胃癌　活壁虎10条，白酒500ml。先将壁虎置白酒中浸泡，7日后服药酒，每次10～15ml，每日3次。(《中国民间单验方》)

6.治乳腺癌　壁虎1个，纳入鸡蛋内，用纸封固，放在瓦上，用炭火煅存性，研末，加冰片少许，研末，放膏药上贴。(《常见病验方研究参考资料》)

7.治急性淋巴细胞性白血病　守宫适量，焙干研末为粉，口服，每次2～3g，每日3次，开水送服。(《中华肿瘤治疗大全》)

8.治绒毛膜上皮癌　活壁虎40条，研粉，加蜈蚣粉10g。口服，每次2g，每日2～3次，10日服完。(《实用抗癌验方》)

9.治淋巴肉瘤　壁虎1～2条，制鳖甲、山慈菇、夏枯草、象贝母各20g。加水煎汁，每日1剂，分2～3次服。(《防癌抗癌中药》)

【配伍经验】

本品配蟾酥、龙葵，治肝癌；配全蝎、蜈蚣，治脑瘤；配山豆根，治食管癌；配臭牡丹，治肺癌。

【药理作用】

抗肿瘤作用　鲜壁虎液具有抑制脑胶质瘤细胞增殖，诱导胶质瘤细胞凋亡的作用。(《肿瘤防治研究》)体外实验证明，壁虎水溶液对人体肝癌细胞的呼吸有明显抑制作用。(《中华肿瘤治疗大全》)

—蜈 蚣—

本品系蜈蚣科昆虫少棘巨蜈蚣的干燥体。味辛，性温，有毒；归肝经。解毒散结，通络止痛，息风止痉。主治间叶组织与神经组织肿瘤，如软组织恶性肿瘤、骨肿瘤、脑肿瘤等，以及胃癌、食管癌、肝癌、宫颈癌、皮肤癌等；亦可用于急慢惊风、破伤风等痉挛抽搐之症及疮疡肿毒、顽固性头痛、风湿痹痛等症。1～3g，水煎服，或炒研细末，每次0.6～1g吞服。外用适量，研末或油浸涂敷患处。注意本品有毒，用量不可过大，孕妇忌服。

【临床应用】

1.治脑瘤　蜈蚣、全蝎各100g。共研细末，每次3g，每日2～3次。(辽宁中医杂志》)

2.治鼻咽癌　①蜈蚣3条，炮山甲、土鳖虫、地龙、田三七各3g，共研细末，分3次温服。另用山苦瓜10g切碎，浸入75%乙醇25ml，搅匀，用消毒纱布过滤去渣，加甘油20ml，每日滴鼻3～6次。(《抗肿瘤中药的临床应用》)②蜈蚣、全蝎各等量为末，口服，每次3g，每日3次。(《肿瘤的诊断与防治》)

3.治颌窦癌、鼻腔癌、鼻旁窦癌　蜈蚣、全蝎各等量，研细末，口服，每次3～5g，每日3次。(《抗癌良方》)

4.治舌癌瘀热互结者　蜈蚣30g，马钱子30g，紫草30g，白蝎子草30g。将前两味药煅存性，研末，再与冰片混合，研细。将药粉少许吹入患处，每日1～2次。(《中华肿瘤治疗大全》)

5.治喉癌　蜈蚣5条(去头足)，全蝎、白僵蚕、土鳖虫各30g，鸡蛋40个。上药分别用瓦焙干研细末，混匀分为40包。服时每包放入1个鸡蛋内摇匀，面糊封口，置碗内蒸熟吃，早晚各服1枚。(《四川中医》)

6.治食管癌、胃癌　①蜈蚣1条，硇砂、硼砂、干蟾皮各1.0g，人工牛黄、玉枢散各1.5g，冰片0.3g，共为细末，每日1剂，分3次口服。(《中医药学报》)②蜈蚣1条，降香炭3g，硼砂、冰片各2g，百草霜6g，共研细末。用生鹅血趁热将药送下。(《中医诊疗特技经典》)③蜈蚣4g，全蝎2g，蛴螬4g，烘干共研细末。将药粉与2个鸡蛋调匀，文火蒸熟后，1次服完，每日1次。(《成都中医学院学报》)④蜈蚣3～5条，蘸上白酒焙干，研细末，1个鸡蛋里放1.5g，用纸封口，煮熟，每日吃2个蛋。(《妙药奇方》)⑤蜈蚣20条，地龙、乌梢蛇、土鳖虫、三七、穿山甲各50g，共研细末，炼蜜为丸，每丸重5g。口服，每次1丸，每日1次。(《实用抗癌验方》)

7.治原发性肝癌　①蜈蚣1～2条，鸡蛋1个。用75%乙醇适量浸泡蜈蚣，加等量开水后煮干，再取出蜈蚣焙干，研末；另取鸡蛋1个，去壳将蛋黄蛋清放碗内，加入一半水加前药末3～6g搅拌，蒸熟。每日食蛋2～3个。(《湖南中草药单方验方选编》)②另用蜈蚣粉末1g，冲服。配半枝莲、石上柏各30～60g，水煎服，每日1剂。每日3次。(《抗癌食药本草》)③蜈蚣3条，金银花100g。水煎，每日1剂，分2次服。(《中华肿瘤治疗大全》)

8.治乳腺癌　①蜈蚣1～2条，焙干研细，和鸡蛋2枚炒食，连食10余日。(《抗癌中药大全》)②蜈蚣1条，核桃1个，全蝎5g。将核桃一开两半，一半去仁，将全蝎、蜈蚣放入其中后捆住，放火上烧之，冒过青烟为度，研末，每次1剂，以开水冲服，每日1次。(《中华肿瘤治疗大全》)

9.治恶性淋巴瘤、皮肤癌　蜈蚣10条，蜂蜜180g，五倍子140g，黑醋1500g，研磨成膏，外敷，避免接触金属类用具。(《肿瘤的诊断与防治》)

【配伍经验】

本品配全蝎，擅长息风止痉，通络止痛，治颅内肿瘤及癌性疼痛；配天麻、川芎、白僵蚕，治颅内肿瘤头晕头胀；配马钱子、雄黄，治皮肤癌；配紫草、桃仁、败酱草，治宫颈癌瘀热互结者；配连翘、金银花、天葵子，治鼻咽癌；配炮山甲、土鳖虫、田三七，治肝癌。

【药理作用】

1.抗肿瘤作用　蜈蚣水蛭注射液，对癌细胞有抑制作用，蜈蚣提取物对动物移植性肿瘤亦有作用。(《抗癌中药药理与应用》)

2.镇痛作用　蜈蚣灌胃给药，扭体法实验测得，对小鼠的镇痛率为53%；热板法证实，给药后2小时痛阈提高率为50%，作用可维持4小时以上。(《中国药理通讯》)

—藤　黄—

本品系藤黄科植物藤黄树的树干割伤后流出的树脂干燥物。味酸、涩、辛，性温，有大毒；归脾、胃、大肠经。破血散瘀，消肿止痛，攻毒蚀疮。主治乳腺癌、子宫颈癌、恶性淋巴瘤、胰腺癌、肝癌、皮肤癌等。0.03～0.06g，入丸剂，不入煎剂。注意体质虚弱者忌服。

【临床应用】

1.治乳腺癌　藤黄片剂，口服，每次1片（每片30mg），每日3次。（《肿瘤防治研究》）

2.治晚期胰腺癌疼痛　藤黄3g，冰片3g，麝香0.3g，生南星20g。用醋调成糊，外敷痛处，两天换药1次。（《中华肿瘤治疗大全》）

3.治子宫颈癌　藤黄、大黄、轻粉、桃仁各30g，雄黄、白矾、官桂粉、冰片、五倍子各60g。共为细末，制成散剂，用带线棉球蘸取药粉，塞于阴道宫颈处。（《抗癌植物药及其验方》）

4.治皮肤癌　藤黄软膏外敷癌肿块，2～3日换药1次。藤黄片，口服，每次60～90mg，每日3次。（《实用癌症杂志》）

【配伍经验】

本品配龙脑、马钱子、鲜猪胆汁，治皮肤癌；配硼砂、冰片，治宫颈癌。

【药理作用】

1.抗肿瘤作用　本品提取液对人体肝癌细胞有抑制作用。其酸性树脂中的藤黄酸对大鼠乳癌$_{737}$、宫颈癌$_{14}$的癌细胞有直接杀伤作用。藤黄提取物腹腔注射对小鼠腹水型肝癌、艾氏腹水癌、肉瘤$_{180}$、肉瘤$_{37}$的抑制率为35.6%～80.0%。（《中华肿瘤治疗大全》）

2.放疗增敏作用　对小鼠肿瘤MA_{737}用藤黄针剂合并放疗与单放疗两组进行比较，证明藤黄与放疗合用，有显著的增敏效果。（《抗癌中药药理与应用》）

——蟾　酥——

本品别名蛤蟆蟾酥、蛤蟆浆、癞蛤蟆酥等，系蟾蜍科动物中华大蟾蜍和黑眶蟾蜍的耳后腺所分泌的白色浆液，经收集干燥而成。味甘、辛，性温，有毒；归心经。攻毒杀虫，破癥散结，消肿止痛。主治皮肤癌、肝癌、胃癌、食管癌、肠癌、肺癌、乳腺癌、宫颈癌、白血病、骨肉瘤等多种肿瘤；也治痈疽疔疮、咽喉肿痛、齿龈作痛；与放、化疗配合应用有保护血象的作用，同氟尿嘧啶有协同作用。内服0.015～0.03g，入丸、散；外用适量，研末调敷或入膏药贴患处。本品有毒，可引起消化系统、神经系统反应及心律不齐，故严重胃溃疡、心血管疾病患者及孕妇忌用；外用不可入目；忌过量。

【临床应用】

1.治鼻咽癌头痛　蟾酥5g，鹅不食草20g，麝香0.3g，白芷15g，冰片5g。先将鹅不食草、白芷研为细末，再加入麝香、蟾酥、冰片混匀备用。用时取少许药末搽于鼻孔口，并轻轻吸入鼻腔中，稍时即打喷嚏，使鼻窍通畅，头脑清爽，头痛随之解除。(《抗癌中药大辞典》)

2.治食管癌　干蟾酥30g，田三七30g，三棱30g，五灵脂30g。上药用微火焙干存性，研末。每次1.5～3g，每日3次，用醋调和后，温开水冲服。(《中华肿瘤治疗大全》)

3.治直肠癌　蟾酥、雄黄各20g，白及粉15g，研细末后加颠茄浸膏5g，甘油75g，调成糊状，倾入已涂过润滑剂的鱼雷形栓模内，冷凝后取出，以蜡纸包好备用。患者仰卧，取栓剂1颗轻轻塞入肛内约10cm，仰卧30分钟，每日2次，30日为一疗程。(《上海中医药杂志》)

4.治皮肤癌　蟾酥10g，研细，放入30ml生理盐水中，浸泡10～48小时后，蟾酥成糊状，再加入外用的磺胺软膏拌匀，制成含10%或20%的软膏备用。肿瘤周围以75%乙醇消毒后，将软膏均匀地涂肿瘤上。(《肿瘤防治研究》)

5.治肝癌疼痛　蟾酥10g，冰片10g，麝香3g。将上药溶入60%乙醇

50ml内，瓶装备用。用时将药液外搽局部，每日2～4次。(《中华肿瘤治疗大全》)

【配伍经验】

本品配石见穿、半枝莲，治肝癌；配硇砂、硼砂、枯矾，治食管癌；配雄黄、枯矾、朱砂，治皮肤癌；配牛黄、雄黄、冰片，治晚期癌症疼痛。

【药理作用】

抗肿瘤作用　蟾蜍皮提取物对小鼠肉瘤$_{180}$和兔B.P瘤都有的抑制作用；可延长肝癌小鼠的生存。蟾蜍醇和水的提取物对人胃癌细胞有抑制作用，抑制人肝癌和白血病细胞的呼吸；本品与环磷酰胺等抗肿瘤药合用，能增强疗效。(《中华肿瘤治疗大全》)

（五）扶正赔本类药物

—人　参—

本品系五加科多年生草本植物人参的根。味甘、微苦，性微寒；归脾、肺经。大补元气，补脾益肺，生津安神。主治各种肿瘤及肿瘤手术，放、化疗后正气虚弱者；亦用于大失血、大吐泻以及一切疾病因元气虚极所致体虚欲脱者。内服：5～10g，宜文火另煎，将参汁兑入其他药汤内饮服。或研末吞服，每次1～2g，每日2～3次。如挽救脱虚证，当用大剂量15～30g，煎汁分数次灌肠。

【临床应用】

1.治鼻咽癌　人参3g，金银花30g，白花蛇舌草30g，夏枯草20g。水煎服，每日1剂。(广东省湛江市第二人民医院方)

2.治食管癌　人参90g，当归60g，黄药子300g，丹参、五味子各30g，土大黄150g。共捣碎，浸泡于白酒2000ml内，2周后去渣备用。每日服15ml。(《肿瘤药物治疗》)

3.治肺癌　人参10g，枸杞子10g，半枝莲20g，白花蛇舌草20g，甘草5g。水煎服，每日1剂。(《潘敏求经验方》)

4.治肝癌及合并肝硬化　人参5g，藏红花（单煎）1g，柴胡30g，黄芩20g，生甘草3g。水煎服，每日1剂。（《常氏抗癌验方》）

5.治胃癌　人参香茶糖衣片（含人参、香茶末、枳壳）每次5片，每日3次，3个月为一疗程。（《抗癌中草药大辞典》）

6.治宫颈癌　①人参18g，生鳖甲18g，花椒9g。共为细粉，分为6包，每晚服1包，开水送下。（《全国部分名老中医验方》）②阴道出血：人参6g，阿胶20g，地榆炭15g，田三七（冲）3g，白及10g，仙鹤草30g。水煎服。（《抗癌中草药大辞典》）

【配伍经验】

本品常与黄芪配伍，用于增强体质，提高机体防癌、抗癌的能力，改善机体虚弱状态；配木香、陈皮，补而不滞，治肿瘤手术后脾虚食滞不消；配锁阳，温阳益气，治化疗后白细胞减少；配附子温阳救逆，温阳化浊，治肿瘤恶性积液。

【药理作用】

1.抗肿瘤作用

（1）抑制肿瘤细胞生长：具有明显抑制人体早幼粒白血病HL-60瘤株的作用；（《中草药》）能阻抑胃癌细胞生长及增殖。（《白求恩医科大学学报》）

（2）诱导肿瘤细胞凋亡：人参皂苷能诱导人肝癌SK-HEP-1细胞、鼠神经胶质瘤C_6B_U-1细胞和人神经母细胞瘤SK-N-BE（2）、人恶性黑色素瘤A_{375}-S_2细胞、人前列腺癌Cncap细胞凋亡。（《药学进展》）

（3）诱导肿瘤细胞分化：人参能诱导Morris肝癌细胞、黑色素瘤B_{16}细胞、畸胎瘤F_9细胞、人早幼粒细胞白血病HL-60细胞分化。（《药学进展》）

（4）抑制肿瘤血管生成：人参皂苷Rb_2、Rg_3等能破坏或抑制血管生成，从而抑制肿瘤的生长和转移。人参皂苷Rb_2能抑制B_{16}-BL_6小鼠黑色素瘤细胞的血管生成，降低小鼠黑色素瘤细胞、结肠癌细胞的肺转移；并抑制肺癌模型肿瘤新生血管的生长，抑制子宫内膜向基底膜侵袭。（《药学进展》）

（5）抗突变作用：人参皂苷可以抑制促癌剂TPA和过氧化氢诱发的WB-F_{344}大鼠肝上皮细胞癌变；能抑制环加氧酶的活性，降低偶氮甲苯诱发的

结肠癌发生；能抑制3-甲基胆蒽的致癌活性，降低癌变的发生。（《药学进展》）

2.与化疗药物的协同作用　人参与环磷酰胺合用可发生明显的抗肿瘤协同作用。（《中成药研究》）

3.对免疫功能的影响　能调节细胞产生细胞因子和介导多种免疫效应。人参能明显提高对感染的抵抗力，能增强巨噬细胞的吞噬功能，对机体有明显的保护作用。（《病理生理学报》）

4.升白作用　人参能使肿瘤放化疗患者的白细胞回升。（《肿瘤防治研究》）

—白　术—

本品系菊科多年生草本植物白术的根茎。味苦、甘，性温；归脾、胃经。健脾燥湿，利水安胎。主治消化道肿瘤、肺癌、子宫颈癌等及肿瘤手术；放、化疗后引起的消化道不良反应。内服：5～10g，水煎服。

【临床应用】

1.治胃癌　①白术20g，单根木（锉片）15g，木香10g，天龙2条。水煎服，每日1剂。（《常氏抗癌验方》）②白术、半夏、瓦楞子各30g，木香、血竭各9g，雄黄6g，上药混合，共研极细末。分成30份，每次1份，每日3次，开水送服。治疗晚期胃癌30例，总有效率达76.7%。（《新中医》）

2.治直肠癌　白术、瞿麦各15g，党参、茯苓、甘草各9g。水煎，日服2次。（《抗癌治验本草》）

3.治宫颈癌　白术、白英、白花蛇舌草、藤梨根各30g。加水煎汁，每日1剂，分3次服。（《防癌抗癌中药》）

4.治肾癌　白术30g，黄精30g，牛膝30g，山楂20g，猪苓30g。水煎，每日1次，分2次服。（《中华肿瘤治疗大全》）

5.治白血病　白术、黄芪、生地黄、绞股蓝、白茅根、大青叶各30g，水煎，每日1剂，分3次服。（《防癌抗癌中药》）

【配伍经验】

本品常配黄芪、人参，健脾补虚，治各种晚期肿瘤及防治化疗后消化道反应；配天麻、半夏，治颅内肿瘤；配葶苈子，治肺癌胸水；配苍术，治肺癌痰多苔腻；配苦参、黄柏，治宫颈癌；配莪术、桃仁、制乳香、制没药，治宫颈癌少腹胀痛；配枳壳，治肿瘤气滞腹胀；配附子、干姜、川椒目，治胃癌呕吐肢冷。

【药理作用】

1.抗肿瘤作用　白术挥发油对小鼠移植性肝癌H_{22}及小鼠肉瘤S_{180}有显著的抑制作用，其抑制率分别为51.6%、53.2%。(《中国药物与临床》)

2.免疫增强作用　白术可刺激小鼠抗体的产生，对淋转率和巨噬细胞吞噬率有明显促进作用；(《滨州医学院学报》)白术具有升高IL-1的作用，能拮抗环磷酰胺所致小鼠免疫损伤。(《免疫学杂志》)

—冬虫夏草—

本品系麦角菌科植物冬虫夏草菌的子座及其寄主蝙蝠蛾科昆虫绿蝙蝠蛾幼虫的尸体。味甘，性温；归肾、肺经。益肾补肺，止血化痰。主治肺癌及其他癌肺转移者，乳腺癌、鼻咽癌、前列腺癌，及其他肿瘤体质虚弱者。内服：5～10g，水煎服；或研末冲服。或与鸡、鸭、猪肉等炖服。

【临床应用】

1.治鼻咽癌　冬虫夏草5g，仙鹤草30g，白及15g，雷公藤10g。水煎服，每日1剂。(浙江中医药研究院方)

2.治肺癌　①冬虫夏草5g，淫羊藿15g，仙茅12g，水煎服，每日1剂。(上海中医学院方)②冬虫夏草60g，人参100g。研末吞服，每次10g。(《江西中医药》)③冬虫夏草5g，麦门冬15g，石斛15g，生地黄15g。泡水当茶饮。(《中药新用》)

3.治胃癌　冬虫夏草、白术、生黄芪、苏木、草河车，上药按一定比例组方，加工成冲剂，每袋相当于生药30g，每次1袋，每日3次，温开水冲服。(《肿瘤病实用方》)

4.治晚期骨肿瘤　冬虫夏草合剂，每次10ml，每日2次。(《抗癌中草药大辞典》)

【配伍经验】

本品配黄芪、灵芝，能提高肿瘤患者免疫功能，主治肺癌、胃癌；配北沙参、川贝母、阿胶，治肺癌痨嗽痰血；配人参、胡桃肉、蛤蚧，治肺癌喘咳短气；配酸枣仁、远志，治肝癌术后虚烦失眠者；病后体虚不复，自汗畏寒，可与鸭、鸡、猪肉等一同炖服。

【药理作用】

1.抑制肿瘤细胞生长　①冬虫夏草可延长艾氏腹水癌小白鼠的生存期；(《北京医学》)②对体外培养的人鼻咽癌细胞(KB细胞)及人宫颈癌细胞(Hela)、喉癌细胞均有直接抑制作用；冬虫夏草水醇提取物均可抑制小鼠S_{180}肉瘤、小鼠Lewis肺癌、小鼠胃低分化腺癌MKN-45、小鼠MA-737乳腺癌细胞生长。(《时珍国医国药》)

2.防治癌转移　冬虫夏草提取液与甲氨蝶呤并用能有效预防和治疗血性癌转移；(《国外医学·中医中药分册》)冬虫夏草对小白鼠皮下移植性Lewis肺癌的原发灶生长和自发肺部转移均有明显的抑制作用。(《中药通报》)

3.阻断癌前病变　冬虫夏草对小白鼠前胃鳞状上皮增生无治疗作用，但可减少其癌变的发生率。(中华肿瘤杂志》)

4.对免疫功能的影响　①免疫器官的影响：可明显增加小鼠脾重，并拮抗泼尼松龙与环磷酰胺引起的脾重减轻；(《中西医结合杂志》)对γ射线(4Gy)照射引起的脾脏重量下降，也有一定的保护作用；(《中药通报》)还可使小鼠胸腺缩小，并加重泼尼松龙与环磷酰胺引起的胸腺萎缩作用。(《同济医科大学学报》)②可明显提高腹腔巨噬细胞吞噬指数和吞噬百分率，并使肝、脾吞噬系数α值显著提高。(《中草药》)③冬虫夏草菌能提高血清溶血系(IgM)水平。(《中西医结合杂志》)

—当　归—

本品系伞形科多年生草本植物当归的根块。味甘、辛，性温；归肝、心、脾经。补血活血，调经润肠。主治多种肿瘤及放化疗、手术所致的贫血、血小板减少等。5～15g，水煎服。热盛出血者禁用，湿盛中满及大便溏泄者慎服。

【临床应用】

1.治乳腺癌　当归、甘草各15g，大栝蒌（去皮，研为末）1个，制没药、制乳香各6g，共研粗末，每用15g，酒熬，去渣，食后服。（《历代中医案论选萃》）

2.治原发性肝癌　当归、瓦楞子各20g，漏芦12g，莪术18g，半枝莲60g。水煎服，每日1剂。（《防癌抗癌中药》）

3.治直肠癌　当归、牛蒡子、大黄、赤小豆根、藤梨根，上药前4味各等份，为总量的50%，取藤梨根占总量的50%，共研细末，调匀冲服，每日3次，每次6g。（《防癌抗癌中药》）

4.治大肠癌便秘　当归9g，枳壳9g，杏仁泥9g，肉苁蓉9g，紫菀30g。水煎，每日1剂，分2次与沉香2.4g磨成的汁同服。（《中华肿瘤治疗大全》）

5.治宫颈癌　当归、杭白芍、黄芪各30g，猫人参、藤梨根各60g，水煎服，每日1剂。（《防癌抗癌中药》）

6.治急性白血病　当归、鸡血藤各30g，赤芍15g，莪术10g，参三七5g。水煎，每日1剂，分2～3次服。（《防癌抗癌中药》）

【配伍经验】

本品常配黄芪，益气养血，治肿瘤患者体虚，尤其手术之后气血不足；配侧柏叶，治肿瘤化疗后脱发；配附子，温阳止痛，治各种肿瘤虚寒疼痛、盆腔肿瘤；配莪术，治宫颈癌；配石菖蒲，治胃肠肿瘤。

【药理作用】

1.抗癌作用　当归多糖和当归内酯对实验小鼠移植性肿瘤均有肯定的抗癌作用。（《科技开发动态》）当归多糖对小鼠淋巴细胞性白血病细胞

（L_{1210}）、人粒细胞白血病细胞（KG-1）、人单核细胞白血病细胞（V_{937}）、人原始粒细胞白血病细胞（K_{562}）均有抑制作用。（《兰州医学院学报》）

2.抗突变作用　当归能明显抑制和抵御黄曲霉毒素B_1诱导所致突变作用。（《癌症》）

3.与化疗药物的协同作用　将当归与细胞毒类抗癌药（《如环磷酰胺》）合用，有增效和协同作用，能有效地拮抗后者对骨髓的抑制作用。（《中医研究》）

4.对免疫系统的影响　对正常动物或免疫功能低下动物如荷瘤动物的免疫功能（包括免疫效应细胞和免疫活性分子）有明显的诱导、增强及恢复作用。（《科技开发动态》）

—灵　芝—

本品系多孔菌科多孔菌属植物赤芝（红芝）、紫芝的担子果。味甘，性平。滋补强壮，止咳平喘。主治肺癌、食管癌、胃癌、鼻咽癌等虚证者；前列腺癌及其他肿瘤体质虚弱者；与放、化疗、手术结合应用，增强疗效，减轻不良反应。内服：6～15g，水煎服。兼外感初起者不宜服。

【临床应用】

1.治食管癌　灵芝50g，猪心250g，猪肺250g。以上原料共炖，喝汤吃肉，每月2～3次。（《中华肿瘤治疗大全》）

2.治肺癌　灵芝、紫草各15g，石见穿50g。水煎服，每日1剂。（《抗癌良方》）

3.治胃癌　灵芝15g，向日葵秆心30g，水煎，当茶饮，可长期服用。（《中华肿瘤治疗大全》）

4.治宫颈癌　灵芝30g，槐耳15g。水煎，每日1剂，分2次服。（《防癌抗癌验方精编》）

5.治中晚期癌症及放、化疗及术后患者　灵芝15g，黄芪15g，瘦猪肉100g，食盐适量，同煮食。（《中华肿瘤治疗大全》）

【配伍经验】

本品配黄芪、人参，以提高机体免疫功能，增强自身防癌、抗癌能力；配黄芪、黄精、鸡血藤，治放、化疗后白细胞减少症；配沙参、麦冬、大青叶，治肺癌放疗后阴虚发热。

【药理作用】

1.抑制肿瘤细胞生长　灵芝提取物对H_{22}、Lewis、Le、S_{180}肉瘤的抑制率分别为47.8%、37.7%、36%、37%和59%。灵芝醇溶酸性组分对人肝癌BEL-7402、宫颈癌HeLa细胞也有明显抑制作用。对人胃癌细胞SGC-7901、人白血病细胞$HL-_{60}$和小鼠白血病细胞L_{1210}均有较强的杀伤作用。(《抗癌》)

2.抑制肿瘤细胞转移　灵芝能抑制小鼠黑色素瘤细胞转移。(《国外医学・中医中药分册》)

3.免疫增强作用　灵芝能增强巨噬细胞吞噬率，明显提高T、B淋巴细胞转化率，增强NK细胞活性，促进细胞毒T细胞的功能及CD_4/CD_8比值的升高。(《时珍国医国药》)灵芝多糖能拮抗环孢素A、丝裂霉素、5-氟尿嘧啶、阿糖胞苷所致的免疫抑制。(《中西医临床肿瘤学》)

4.其他作用　能升高白细胞；改善肾上腺皮质功能，使尿中17-羟皮质类固醇含量增高，增强中枢神经系统功能；能抗放射，对放射损伤有一定保护作用。(《抗癌中草药大辞典》)

—枸杞子—

本品系茄科落叶灌木植物宁夏枸杞和枸杞的成熟果实。味甘，性平；归肝、肾、肺经。滋补肝肾，明目润肺。主治各种肿瘤体虚血亏及放、化疗后白细胞减少者。内服：10～15g，水煎服或泡酒服。脾虚便溏者不宜用。

【临床应用】

1.治扁桃体癌术后　枸杞子100g，松子100g，肉糜100～150g。肉糜加入黄酒、盐、调料，在锅中炒至半熟时加入枸杞子、松子再同炒，食用。(《中华肿瘤治疗大全》)

2.治肺癌化疗后白细胞下降　枸杞子30g，鸡血藤30g，菟丝子20g，大枣4枚。水煎，每日1剂，分2次服。难以口服者，可用本方煎成100ml，保留灌肠20分钟，每日1次。(《肿瘤病实用方》)

3.预防癌症　枸杞子20g，绿茶1～3g，以开水200ml冲泡10分钟，饮服。每日1剂。(《防癌抗癌中药》)

【配伍经验】

本品常配菟丝子，治晚期癌症及手术、放疗、化疗后体虚；配锁阳、仙灵脾，治白细胞减少症；配女贞子、旱莲草，治晚期肝癌或化疗后血小板减少；配黄芪、鸡血藤，治肿瘤放、化疗后贫血。

【药理作用】

1.抑制癌细胞生长　枸杞子能抑制小鼠肉瘤W_{256}的生长，延长艾氏腹水癌荷瘤小鼠的生存期；(《现代应用药学》)对小鼠白血病的细胞代谢有明显的抑制作用；(《现代检验·化学分册》)枸杞子、叶对人胃腺癌KATO-Ⅲ细胞，果柄、叶对人宫颈癌Hela细胞均有抑制作用。(《中药研究与应用》)

2.诱导癌细胞凋亡　枸杞多糖对培养的高转移人肺癌PG细胞增殖具有双向调节作用，可诱导PG细胞凋亡。(《宁夏医学院学报》)

3.与放、化疗的协同作用　与放、化疗合用，能产生明显的协同作用；(《中国肿瘤临床》)枸杞子与环磷酰胺合用并治疗对W_{256}瘤体的抑制作用比单用后者强，且可以缓解后者引起的白细胞减少。(《宁夏医学院附属医院·内部资料》)

4.免疫调节作用　枸杞多糖能调节T细胞、B细胞、淋巴细胞、NK细胞和IL-2的活性，促进IL-2的表达，诱导IL-6、TNF的产生；(《上海免疫学杂志》)枸杞多糖能增强LAK/IL-2抗肿瘤活性，减低用量及毒副反应。(《中国药房》)

5.升白作用　对环磷酰胺和^{60}Co照射所致的白细胞下降有明显的升高作用。(《中国药理与临床》)

—黄　芪—

本品系豆科多年生草本植物黄芪和内蒙黄芪的根。味甘，性微温；归脾、肺经。补气健脾，升阳固表，利尿消肿。主治肿瘤及肿瘤手术、放化疗后正气虚弱者。15～60g，水煎服。表实邪盛，气滞湿阻，食积内停，阴虚阳亢，痈疽初起，溃后热毒尚盛者，均不宜服。

【临床应用】

1.治脑胶质瘤　黄芪30g，当归15g，半边莲10g，白花蛇舌草30g。水煎服，每日1剂。(《中西医结合肿瘤学》)

2.治鼻咽癌　生黄芪、白花蛇舌草各100g，黄连20g，半枝莲50g，水煎服。(《防癌抗癌验方精编》)

3.治甲状腺肿瘤　黄芪30g，白头翁60g，海藻15g，水蛭、大枣各10g。水煎服，每日1剂。(《四川中医》)

4.治肺癌吐血　黄芪30g，岩白菜全草100g，鱼腥草20g。水煎服，每日1剂。(《常氏抗癌验方》)

【配伍经验】

本品配人参，益气升阳，治肿瘤肺脾气虚；配当归，补气养血，治肿瘤放疗或化疗后气血亏虚；配大黄，治肿瘤气虚腑实证；配防风、白术，益气固表，治肿瘤体虚卫外不固证；重用黄芪，配红参、五味子，治肿瘤术后虚汗淋漓；配当归、鸡血藤，治慢性粒细胞白血病，衄血，面色萎黄。

【药理作用】

抗肿瘤作用　黄芪能增强机体免疫功能，促进抗体生成，还能保护肝脏，增加血细胞，提高肿瘤细胞逆转。黄芪可以增加病毒诱生干扰素的能力，并增强细胞对干扰素的敏感性，能促进淋巴等细胞转化，能加强免疫作用。对一些致癌性病毒的入侵和复制亦显示出阻碍作用。亦可发挥抗肿瘤作用。黄芪能促进周围血中白细胞减少，对抗化学物质放射线或其他原因引起人类的白细胞减少，能显著提高单核巨噬细胞的吞噬能力。黄芪对细胞及体液免疫均有促进作用。通过此作用，尤其是通过单核巨噬细胞系

统吞噬功能的显著增加，有可能发挥对肿瘤细胞的抑杀效应。黄芪的抗癌作用还与它所含的微量元素有关。(《抗癌中草药大辞典》)

— 薏苡仁 —

本品系禾本科多年生草本植物薏苡的成熟种仁。味甘、淡，性微寒；归脾、胃、肺经。健脾利湿，清热除痹。主治消化道肿瘤、肺癌、宫颈癌、绒毛膜癌等。15～30g，水煎服。亦可做羹或与粳米煮粥、饭食用。津枯便秘者及孕妇慎用。

【临床应用】

1.治鼻咽癌手术、放化疗后体虚　生薏苡仁适量，煮粥常服。(《中华肿瘤治疗大全》)

2.治喉癌　①生薏苡仁30～60g，菝葜30～60g，猪苓30g，水煎服。②生薏苡仁60g，刀豆子60g，白茯苓30g，淡竹叶30g，水煎服。(《防癌抗癌验方精编》)

3.治食管癌　薏苡仁3份，壁虎1份，黄药子3份。入白酒浸泡2周饮服。(湖北省武汉市第一医院方)

4.治肺癌　薏苡仁20g，金荞麦30g，桃仁12g，全蝎6g，通关藤15g。水煎服。(《抗肿瘤中药的临床应用》)

5.治乳腺癌　①薏苡仁30g，全蝎60g，白花蛇舌草90g，生甘草6g，水煎服。(《抗癌中草药大辞典》)②薏苡仁、延胡索各15g，黄酒2盅煎至1盅，空腹服，出汗即验。(《外科大成·乳岩方》)

6.治胃癌　薏苡仁30g，紫藤根30g，诃子6g，菱角20个。水煎服，每日1剂。(《广西中医药》)

7.治肝癌　薏苡仁30g，玉簪根9g，半枝莲30g，半边莲各30g。水煎服，每日1剂。以此汤液外涂，尚可治唇癌。(南昌市第二人民医院方)

8.治胆囊癌　薏苡仁、马鞭草、金钱草各30g，射干15g。水煎服，每日1剂。(《中医肿瘤的防治》)

9.治大肠癌　生薏苡仁60g，皂角刺30g，大枣7枚，水煎，文火熬后，

去皂角刺，每日早餐时食用。（《中华肿瘤治疗大全》）

10.治前列腺癌　薏苡仁30g，白花蛇舌草30g，川楝子15g，半枝莲30g，萆薢30g。水煎服。（《癌症家庭防治大全》）

11.治肾癌　薏苡仁5g，猪苓、茯苓、滑石、泽泻、阿胶（烊化）各3g。水煎服。（《临床应用汉方处方解说》）

12.治恶性黑色素瘤　生薏苡仁120g，水煎，分2次服。（《防癌抗癌验方精编》）

13.治宫颈癌　①薏苡仁30g，土茯苓30g，蜂蜜20g，前两味洗净晒干，共研细末备用，每次取30g细末，开水冲服成糊，趁热加入20g蜂蜜拌匀食用，每日2次。（《防癌抗癌验方精编》）②薏苡仁5g（磨碎），全蝎（打碎）9g，夏枯草15g，粳米50g，共入锅中，煮成粥，早晚分食。（《中华肿瘤治疗大全》）

【配伍经验】

本品配茯苓、白术、黄芪，治各种肿瘤术后脾虚湿滞纳呆；配败酱草、蒲黄炭、地榆炭，治肠癌大便鲜血；配胆南星、瓜蒌，治肺癌胸痛咳吐脓痰者。

【药理作用】

1.抗肿瘤作用　薏苡仁对小鼠艾氏腹水癌有抑制作用，能明显延长动物的生存时间。（《日本外科学会杂志》）对小鼠实体瘤和肝癌有明显抑瘤活性。此外，薏苡仁还有抗肿瘤增效作用。（《实用肿瘤学杂志》）

2.免疫增强作用　薏苡仁能增强体液免疫，使巨噬细胞产生并分泌白细胞介素-1，并增强NK细胞活性或细胞毒性而发挥作用。

二、中成药

（一）口服制剂

传统制剂

—— 大黄䗪虫丸 ——

通经活血，导滞消痞。用治腹腔肿瘤，如肝癌、胃癌、肠癌、卵巢癌、子宫癌等。口服每次3g，每日1–2次。

—— 六神丸 ——

清热解毒，利咽消肿。具有明显抗癌作用，常用于治各种癌症，尤其对鼻咽癌、食管癌、肺癌、胃癌及慢性白血病。外敷可治表皮癌肿（原发或转移癌）。口服每次10粒，每日2次。用温开水或米醋将药丸调成糊状，每日外敷患处1–3次。

—— 六味地黄丸 ——

滋补肝肾。有显著的抗癌抑癌作用，常用于肾癌、前列腺癌、膀胱癌、宫颈癌、肺癌、肝癌等，也可用于放疗、化疗、手术后的巩固治疗，并有明显的抑制食管上皮增生及防治食管癌癌前病变的作用。口服，每次8粒，每日3次。

—— 安宫牛黄丸 ——

清心解毒，镇心安神。用治脑、肺、纵隔等部位的癌肿。临床以治实热证为宜。口服，每次1丸，每日两次。

—— 归脾丸 ——

补气健脾，养心安神。有较强的抑制肿瘤细胞生长的作用，能明显增强机体免疫力，促进白细胞生长，防止因放、化疗所致白细胞的下降，故可广泛用于各种各期癌症患者。口服，每次3～9g，每日3次。

—夏枯草膏（胶囊）—

清肝泄热，散结消肿，用治乳腺癌、甲状腺癌等。口服，膏每次15g，每日1～2次；胶囊，每次2粒，每日3次。

—犀黄丸—

清热解毒，活血祛瘀，散坚消肿。常用于乳腺癌、肺癌、胃肠癌、肝癌、急慢性白血病及妇科肿瘤，亦可配合手术、化疗、放疗使用，有显著的增效减毒作用。现已做成“西黄丸（胶囊）”。口服，每次3g，每日2次。

—桂枝茯苓丸（胶囊）—

活血化淤，缓消癥块。常用治妇科肿瘤，如子宫肌瘤、宫颈癌、卵巢癌等。口服，每次6g，每日2～3次；胶囊，每次3粒，每日3次，2个月为1个疗程。

现代口服制剂

—抗癌平丸—

清热解毒，消肿止痛。主治食管癌、贲门癌、胃癌、肝癌等消化系统肿瘤，亦可治肺癌、恶性淋巴瘤、急性粒细胞白血病、子宫颈癌等。口服，每次0.5～1.0g（1/2～1包），每日3次，饭后半小时服用，1个疗程总量为60～90g。

—复方斑蝥胶囊—

清热解毒，消疲散结，补肝益肾，行气镇痛。治原发性肝癌、肺癌、鼻咽癌、胃癌、胰腺癌、脑瘤、恶性淋巴瘤及妇科恶性肿瘤等。口服，每次3粒，每日2次。连用30日为1个疗程，或视病情而定。

— 平消胶囊（片）—

活血化瘀，止痛散结，清热解毒。适用于肺癌、鼻咽癌、胃癌、食管癌、淋巴瘤、骨肉瘤等。对不同部位的中晚期癌瘤和可能癌变的良性疾患有效，可配合放疗、化疗及手术。口服，每次4～8粒（片），每日3次。可与手术、化疗同时进行。

— 复方红豆杉胶囊 —

祛邪扶正，通络散结。用于乳腺癌、卵巢癌、肺癌、宫颈癌、食管癌、直肠癌、肝癌、头颈部肿瘤、白血病等肿瘤的中、晚期治疗。口服，每次2粒，每日3次，21日为1个疗程。

— 慈丹胶囊 —

化瘀解毒，消肿散结，益气养血。治原发性肝癌、肺癌、食管癌、贲门癌、胃癌、脑肿瘤、肠癌、卵巢癌、乳腺癌、子宫颈癌、膀胱癌等及恶性胸、腹水，还可作为手术、放疗、化疗后的辅助治疗。口服，每次5粒，每日4次，30日为1个疗程。本品含有鸦胆子、马钱子粉，不可过量使用。

— 楼莲胶囊 —

行气化瘀、清热解毒。治原发性肝癌、肝硬化、肝腹水、胃癌、肺癌、妇科肿瘤。口服，每次5粒，每日3次，饭后半小时温开水送服。6周为1个疗程。

— 复方天仙胶囊 —

清热解毒，活血化瘀，散结止痛。用治消化道肿瘤，配合化疗、放疗可提高疗效。口服，每次2～6粒，每日3次，30日为1个疗程，停药3～7日后可继续服用。

—— 金龙胶囊 ——

破瘀散结，解郁通络。治原发性肝癌和其他多种中、晚期肿瘤，如胃癌、肠癌、骨癌、乳腺癌等，及手术前后放、化疗的辅助治疗。口服，每次4粒，每日3次。

—— 化癥回生口服液 ——

化癥消癌，软坚散结。用治原发性肝癌、肺癌等，亦可与手术、放疗、化疗合用。口服，每次10ml，每日2次，45日为1个疗程。

—— 跌打丸 ——

活血散瘀，消肿止痛。用于各种癌肿疼痛剧烈者，尤以骨癌见长。口服，每次2丸，每日3次。亦可外用。

—— 靛玉红片 ——

清热解毒，抗肿瘤。主要用于慢性粒细胞白血病，对急性白血病也有效。口服每日150～200mg，分3～4次，少数需300～400mg，20～30天后白细胞下降，2个月可降至正常水平。

—— 冬凌草片 ——

清热解毒，活血止痛。主治食管癌，肝癌，乳腺癌。与化疗配用可提高疗效，减轻化疗药物的不良反应。口服，每次3～6片，每日3次。

—— 安康欣胶裳 ——

活血化瘀，软坚散结，清热解毒，扶正固本。用于肺癌、肝癌、胃癌、食管癌、直肠癌、鼻咽癌、乳腺癌、子宫颈癌、恶性淋巴瘤、淋巴细胞性白血病、膀胱癌、颅内肿瘤等早、中、晚期癌症，对手术、放疗、化疗后患者，有防止复发与转移作用。口服，每次3粒，每日3次。

—— 金水宝胶裳 ——

补益肺肾，秘精益髓。主治肺癌、肝癌、胃癌、妇科肿瘤、头颈部癌、胰腺癌、恶性淋巴瘤、平滑肌瘤、前列腺癌等。口服，每次4粒，每日3次。

—— 参一胶囊 ——

用于肺癌、胃癌、肠癌、肝癌、乳腺癌等手术、放疗、化疗后及复发转移。饭前空腹服，每次20mg（2粒），每日2次。服，每次2～4片，每日3次，20～30日为1个疗程。服药期间不宜喝浓茶及食生芥菜和咸菜。

（二）外用制剂

—— 阿魏化痞膏 ——

化痞消积。用于各种实体肿瘤痞块及癌痛的治疗。外用，加温软化，贴于脐上或患处，亦可穴位贴敷。

—— 蟾酥膏 ——

活血化瘀，消肿止痛。适用于肝癌、胃癌等引起的疼痛。外用，每日1次，每24小时更换1次，7日为1个疗程。

—— 锡类散 ——

解毒化腐。适用于阴道癌、外阴癌、阴茎癌等。保留灌肠可治直肠、乙状结肠溃疡等。清洗疮面，然后外敷本制剂，敷料外贴，每日换药1次。

—— 如意金黄散 ——

清热解毒，消肿止痛。用于乳腺癌体表转移、阴茎癌、阴道癌、外阴癌及静脉输液后的血管炎等。外用凡士林或蜂蜜调匀成膏敷患处，每日1～2次。

—— 京万红软膏 ——

活血解毒，消肿止痛，去腐生肌。可用于阴道癌、外阴癌、阴茎癌、体表肿瘤溃疡糜烂、静脉输液后血管炎、放射性肠炎所致肛门破溃等的治疗。外敷患处，或外吹口腔患处。

(三) 注射制剂

—— 艾迪注射液 ——

有免疫调节和抗癌双相作用。用于原发性肝癌、肺癌、肠癌、鼻咽癌、泌尿系统肿瘤、妇科肿瘤及恶性淋巴瘤等的治疗及术后巩固，也可与化疗配合用。

—— 榄香烯注射液 ——

破血行气，消积止痛。用于各种肿瘤的治疗，包括呼吸道、消化道、妇科肿瘤、乳腺癌、皮肤癌、淋巴瘤、白血病、骨转移癌、癌性胸腹水等，尤其是肺癌、肝癌、食管癌、鼻咽癌、脑瘤等，并可用于各种恶性肿瘤的介入，腔内化疗及癌性胸腹水的辅助治疗。

—— 鸦胆子油乳注射液（口服液）——

可抑制癌细胞DNA的生物合成，通过血脑屏障，不仅有抑癌作用，还有降低颅内压，对肺癌脑转移良效。治肺癌、肺癌脑转移、肝癌、食管癌、直肠癌。

—— 生脉注射液与参脉注射液 ——

益气养阴，复脉固脱。具有调节免疫功能，增强抗肿瘤药物的疗效，减轻化疗药物毒性，保护和激活骨髓造血功能，减轻放化疗对骨髓的抑制作用。可用于肿瘤放化疗及外科手术后的辅助治疗。

— 华蟾素注射液（片、口服液）—

清热解毒，消肿止痛，活血化瘀，软坚散结。本品具有抗癌，升高白细胞，提高机体免疫等作用。治肝癌、胃癌、结肠癌等中、晚期肿瘤。

— 斑蝥酸钠注射液 —

其抗肿瘤作用明显优于斑蝥素，适用于原发性肝癌、肺癌、胃癌、食管癌、鼻咽癌、恶性淋巴瘤、膀胱癌、妇科恶性肿瘤等的治疗。

—— 中篇 ——

专家特色方剂（辩证治疗）

呼吸系统肿瘤

一、鼻咽癌

鼻咽癌是一种发生在鼻咽腔顶部和侧壁的恶性肿瘤。通常认为，该病的发生与EB病毒感染、环境因素、饮食习惯以及遗传因素有关。本病相当于中医病名国家标准的鼻咽癌，它还被归属于头痛、鼻痔、鼻衄、失荣、上石疽等病症范畴。根据中医理论，鼻咽癌的成因和病理机制涉及上焦积热、鼻窍阻塞、气机受阻、肺气宣发失常、津液不足以及热毒侵袭，导致津液被灼伤转化为痰，痰火郁结而形成肿瘤。

【辨证用方】

在诊断鼻咽癌时，应明确区分热、寒、虚、实四种证型。若患者出现鼻塞、流脓性鼻涕、痰液黏稠以及耳鸣耳闭等症状，通常归类为热证（热毒）或实证；而鼻干、头痛、耳鸣耳聋、腰膝酸软等症状，则多指向虚证。对于实热证型的患者，治疗原则应以清热解毒、凉血散结为主；对于虚证患者，则应以滋阴补肾、补气益血为主要治疗方向。

1.痰热内结证

[**临床表现**]鼻塞浊涕，咯痰黏稠，头痛头重，耳鸣耳闭，小便短赤，颈部瘰疬，舌暗红，苔黄腻，脉弦滑。

[**治疗原则**]清热化痰，解毒化浊。

[**治疗方剂**]清气化痰汤加减（《经验方》）

胆南星10g，法半夏10g，陈皮10g，黄芩20g，枳实10g，辛夷10g，苍耳子10g，石菖蒲10g，土贝母15g，土茯苓30g，十大功劳30g，半枝莲30g，夏枯草30g，蚤休30g。水煎服。

[**加减法**]

头痛者：加僵蚕、白芷；

口干欲饮者：加天花粉、生地、芦根；

涕中带血者：加仙鹤草、白茅根。

2.热毒蕴结证

［**临床表现**］鼻塞浊涕或脓涕稠厚，偏侧头痛，视物不清，耳聋耳鸣或口眼歪斜，面部麻木，口苦咽干，舌红绛，苔黄，脉弦数。

［**治疗原则**］清热解毒，凉血散结。

［**治疗方剂**］清瘟败毒饮加减（《中华肿瘤治疗大全》）

生地15g，连翘15g，黄芩20g，生石膏30g，栀子12g，竹叶10g，知母15g，赤芍10g，菊花12g，辛夷10g，石菖蒲10g，桔梗10g，半枝莲30g，蚤休30g，葵树子30g，石上柏30g。水煎服。

［**加减法**］

鼻衄不止者：加仙鹤草、白茅根；

口眼歪斜，面麻者：加全蝎、僵蚕。

3.气滞血瘀证

［**临床表现**］鼻涕带血，耳内胀闷或蝉鸣，头痛眩晕，胸胁胀闷不舒，纳少，舌暗或有紫斑，苔薄白，脉弦。

［**治疗原则**］舒肝理气，化瘀解毒。

［**治疗方剂**］疏肝散结汤（《临床中医肿瘤学》）

赤芍10g，丹参10g，蜈蚣3条，全蝎10g，钩藤12g，川芎3g，

夏枯草15g，玄参15g，白花蛇舌草30g，浙贝15g，生牡蛎30g。水煎服。

［**治疗原则**］活血化瘀，解毒通络。主治鼻咽癌。

［**加减法**］

发热甚者：加黄芩、连翘、石膏；

失眠心烦者：加炒枣仁、珍珠母。

4.阴虚内热证

［**临床表现**］鼻干头痛，口干舌燥，腰膝酸软，耳鸣耳聋，大便秘结，小便黄少，舌红，苔薄黄，脉沉细或数。

［**治疗原则**］滋阴补肾，解毒散结。

[治疗方剂]杞菊地黄汤加减(《中华肿瘤治疗大全》)

枸杞15g，菊花15g，生地15g，丹皮10g，泽泻12g，茯苓12g，玄参10g，麦冬15g，天花粉20g，竹叶10g，陈皮10g，蚤休30g，白英15g，石上柏30g，甘草5g。水煎服。

[治疗原则]滋肾养肝明目。主治鼻咽癌。

[加减法]

涕血者：加白茅根、仙鹤草；

汗多者：加炙黄芪、五味子、煅牡蛎(先煎)；

气短者：加太子参；

尿黄者：加白花蛇舌草；

低热、潮热者：加地骨皮，西洋参；

失眠者：加远志、酸枣仁；

鼻出血者：加旱莲草、藕节、白及。

5.气阴两虚证

[临床表现]鼻干不适，耳鸣头昏，涕中带血，神疲乏力，少气懒言，五心烦热，咽燥口干，舌淡，少苔，脉细数。

[治疗原则]益气养阴，解毒散结。

[治疗方剂]芪贞增液加减方

太子参30g(或西洋参10g)，黄芪15g，女贞子15g，玄参15g，麦冬15g，生地15g，石斛20g，天花粉20g，穿山甲15g(打碎先煎)，白花蛇舌草30g，半枝莲30g，蚤休30g，甘草6g。水煎服。

[加减法]

鼻塞者：加苍耳子、辛夷花；

涕血者：加仙鹤草、旱莲草、白茅根；

头痛者：加白芷、羌活；

面麻、舌歪、复视者：加蜈蚣、僵蚕、钩藤；

咳嗽无痰者：加北沙参、百合、川贝母(另研末，冲服)、桔梗；

颈淋巴结肿大者：加生南星、生牡蛎、夏枯草；

咽喉肿痛者：加射干、牛蒡子、山豆根、胖大海；

舌质红绛或青紫、舌尖边有瘀点或瘀斑者：加丹参、赤芍、红花。

【辨病用方】

放射治疗目前是治疗鼻咽癌的首选手段，然而，由于其可能引起的放射性损伤等副作用，常常会对治疗效果和患者的生活质量产生不利影响。因此，针对鼻咽癌的个性化治疗可以从以下三个主要方面进行考虑。

①抗鼻咽癌的药物。苍耳子、白花蛇舌草、山慈菇、石上柏、半枝莲、蚤休、浙贝母等；

②放疗增敏药物。可选用汉防己、丹参、赤芍、毛冬青、鸡血藤等；

③预防或减轻放射线损伤的药物。补骨脂、黄芪、沙参、生地黄、生首乌、黄精、枸杞、石斛、芦根、旱莲草、女贞子等。

1.鼻咽癌早、中期用方

［治疗方剂］地柏汤

生地30g，石上柏30g，紫草根30g，牡蛎30g，天花粉24g，苍耳草15g，海藻15g，元参12g，山豆根12g，夏枯草12g，白芷9g。水煎服。

［治疗原则］清热解毒，化瘀散结。

［加减法］

头痛者：加白芷、羌活、川芎；

发热者：加黄芩、青蒿、连翘；

腹胀者：加大腹皮、砂仁、厚朴；

纳差者：加炒谷芽、山楂、山药。

2.鼻咽癌转移用方

（1）鼻咽癌耳下淋巴结转移。

［治疗方剂］夏枯馒头汤

木馒头2个，龟甲15g，瓜蒌15g，金银花15g，夏枯草15g，蚤休30g，丹参15g，丹皮10g，白蔹10g，蛇床子10g。水煎服。

（2）鼻咽癌淋巴结转移放、化疗后，肿块不消。

［治疗方剂］花粉磁石汤

天花粉30g，北沙参24g，天冬12g，麦冬12g，象贝12g，茯苓25g，生薏苡仁30g，生地30g，昆布24g，海藻24g，白扁豆30g，孩儿参24g，女贞子12g，绿豆衣12g，谷芽12g，麦芽12g，灵磁石24g。水煎服。

[**加减法**]

同时口服六味地黄丸、生脉饮、消瘤清。鼻腔分泌物多者：加蒲公英、金银花。

（3）鼻咽癌骨转移。

[**治疗方剂**]寄牛汤

续断20g，补骨脂20g，怀牛膝20g，杜仲20g，骨碎补15g，透骨草60g，桑寄生30g，入地金牛30g，女贞子15g，自然铜20g。水煎服。

[**加减法**]

气血不足者：加首乌、鸡血藤、黄芪；

食欲不振者：加麦芽、山楂、神曲、鸡内金。

3.鼻咽癌放疗后复发方

[**治疗方剂**]益气养阴方

太子参15g，北沙参15g，天花粉12g，石斛10g，玄参15g，麦冬10g，生地15g，女贞子15g，石见穿30g，地龙15g，穿山甲（打碎先煎）15g，田七粉（装胶囊吞服）3g，桃仁10g，金银花15g，白花蛇舌草30g，蚤休15g，蛇莓15g，甘草5g。水煎服。

[**治疗原则**]益气养阴，化瘀解毒。

[**加减法**]

食欲减退者：加鸡内金、神曲；

咽痛者：加射干、山豆根；

头痛者：加蔓荆子、全蝎（研末装胶囊吞服）；

呕吐者：加法夏、竹茹。

4.放疗增敏方

[**治疗方剂**]散结方

生南星50g，生半夏30g，蜈蚣3条，夏枯草20g，丹参20g，赤芍20g，葛根30g，太子参30g。用水久煎（持续煎沸达2小时以上），餐后服，每天1剂，服至放疗结束。

【对症治疗】

鼻咽癌的对症用方，要根据患者主要症状进行选择，尤其适宜于证候不典型而主症又突出者，并且要针对放、化疗后病人出现的不良反应予以对症用方。

1.放疗减毒方

［**治疗方剂**］二竹参麦汤

参须（蒸兑）10g，沙参15g，粉葛根30g，麦冬15g，玉竹15g，桑白皮15g，天花粉15g，菊花15g，金银花12g，连翘12g，夏枯草15g，竹叶10g，甘草10g。水煎服。

［**治疗原则**］益气养阴、清热解毒。用于鼻咽癌放疗后气阴两虚。

［**加减法**］

呕吐恶心者：加竹茹、陈皮；

体虚乏力者：加白参（蒸兑）、黄芪；

头痛者：加川芎、白芷、全蝎；

口干舌绛显著者：加石斛、天门冬；

失眠烦躁者：加酸枣仁、夜交藤。

2.防治放疗所致口腔黏膜反应方

［**治疗方剂**］沙参蛇草汤

沙参30g，麦冬30g，生地15g，玄参15g，白花蛇舌草30g，射干15g，桔梗15g，二面针15g，金银花15g，甘草3g，白茅根20g。水煎服。

［**治疗原则**］清热养阴，解毒活血，利咽止痛。主治急性放射性口咽炎。

［**加减法**］

伴有涕血、痰血者：酌加仙鹤草、白及；

伴恶心、呕吐者：酌加代赭石、川厚朴、竹茹；

鼻塞严重者：加苍耳子、辛夷花；

乏力、纳差者：酌加太子参、白术、麦芽、谷芽；

舌质紫暗或有瘀斑者：加丹参、田七末。

每日1剂，水煎成汁150ml，分5～8次含服，从放疗开始至放疗结束。

3.治放疗后青紫舌方

[**治疗方剂**]补气活血汤

生黄芪30g，太子参30g，玄参12g，桃仁12g，生地15g，麦冬15g，赤芍15g，丹参18g，板蓝根25g。水煎服。

[**治疗原则**]补气活血。

[**加减法**]

咽痛甚者：加射干、牛蒡子、蝉蜕；

咳嗽者：加苦杏仁、瓜蒌皮、桔梗；

痰、涕多者：加浙贝母、苍耳子、辛夷。

4.鼻咽癌出血方

[**治疗方剂**]凉血止血

生石膏50g，制大黄5g，蝉衣4g，生地30g，玄参30g，淡黄芩10g，丹皮10g，金银花10g，川芎5g，白芷5g，人中黄10g。水煎服。

[**治疗原则**]清热解毒，凉血止血。

二、喉癌

喉癌系指发生在会厌喉面以下的喉内部的恶性肿瘤。喉癌的发生与吸烟、有害粉尘的吸入、接触放射线、人乳头状病毒（HPV）及口腔卫生不良、喉角化症、喉部白斑等喉部慢性病变有关。

本病相当于中医喉瘤、喉菌、喉百叶等范畴。中医认为其病因为元气亏虚，过食炙博，肺经受热，或郁怒伤肝，肝气郁结，气滞痰凝，瘀壅咽喉而成。

【辨证用方】

喉癌的辨证，重在辨别实、热与虚证，以声音嘶哑，咳嗽痰黄，大便秘结，小便短赤为主症者，多为实证、热证；以声音嘶哑、咽喉疼痛，口干不喜多饮，头晕眼花，腰膝酸软为主症者，多为虚证。实证、热证者治疗以降火化痰、清咽利喉为法，虚证治疗以滋阴降火、清利咽喉为法。

1.痰火凝结证

［**临床表现**］声音嘶哑，咳嗽黄痰，痰中带血，甚则咽喉出血，肿胀疼痛，吞咽不利，呼吸困难，恶寒发热，大便秘结，小便短赤，舌质红，苔黄，脉洪数。

［**治疗方剂**］龙马饮

马勃10g，龙葵30g，黄连6g，黄芩10g，牛蒡子10g，岗梅10g，山豆根6g，夏枯草20g，沙参15g，玄参10g，甘草6g，桔梗10g。水煎服。

［**治疗原则**］泻火解毒，清咽散结。

［**加减法**］

热甚者：加生石膏、龙胆草；

头痛剧烈者：加田七、五灵脂；

痰多者：加陈皮、瓜蒌仁、浙贝母。

2.肝郁血结证

［**临床表现**］喉有异物感，咽下疼痛，声音嘶哑，咯痰带血，口干咽燥而不多饮，面色黯黑，肌肤甲错，舌暗红而有瘀斑，苔薄白，脉细数。

［**治疗方剂**］牡蛎莪术汤（《经验方》）

参须（蒸兑）10g，栀仁10g，麦冬10g，沙参10g，牛蒡子10g，玄参10g，桔梗10g，茯苓10g，白术10g，莪术10g，生牡蛎（先煎）30g，仙鹤草30g，丹皮10g，全蝎（研末装胶囊吞服）3g，蜈蚣3条，白花蛇舌草30g。水煎服。

［**治疗原则**］疏肝清热，活血散结。

［**加减法**］

咽部梗阻感较甚，肿块坚硬者：加山慈菇、猫爪草、蚤休；

肋胁疼痛者：加香附、郁金；

纳差者：加山药、鸡内金。

3.阴虚火毒证

［**临床表现**］声嘶音哑，咽喉疼痛，吞咽不利，口干不喜多饮，头昏眼花，耳鸣耳聋，腰膝酸软，虚烦失眠。

［**治疗方剂**］知柏地黄汤加减（《中华肿瘤治疗大全》）

知母10g，黄柏10g，生地15g，山药15g，丹皮10g，泽泻10g，茯苓15g，山茱萸10g，玄参10g，山豆根10g，蒲公英20g，牛蒡子10g，半枝莲20g，甘草5g。水煎服。

［**治疗原则**］滋阴降火。

［**加减法**］

潮热盗汗者：加银柴胡、煅龙骨（先煎）、煅牡蛎（先煎）；

咽痛剧烈、火毒偏盛者：加夏枯草、连翘；

咯血者：加白茅根、茜草炭、藕节炭；

气短，口干者：加麦冬、太子参、黄精。

4.气阴亏虚证

［**临床表现**］发声不扬，声音嘶哑，咽喉疼痛，气短喘促，语音低微，形体消瘦，多汗口干，舌淡红或嫩红，光薄少苔，脉细弱。

［**治疗方剂**］百合生脉汤加减（《中华肿瘤治疗大全》）

西洋参（蒸兑）10g，麦冬15g，五味子10g，沙参15g，生地20g，百合20g，川贝母6g，石斛15g，黄精15g，生黄芪20g，夏枯草15g，白花蛇舌草30g，甘草6g。水煎服。

［**治疗原则**］益气养阴，润肺化痰。

［**加减法**］

咽喉干燥疼痛者：加玄参、山豆根；

口干舌绛明显者：加知母，重用沙参、麦冬；

食欲不振者：加麦芽、谷芽、神曲；

汗多气短者：加白术、防风；

烦躁失眠者：加酸枣仁。

【辨病用方】

喉癌的辨病治疗，当根据肿瘤病期早晚、病人体质强弱，选用或合用滋阴降火，化瘀软坚散结方法；并可配合局部用药治疗。

1.喉癌早期体质较实者用方

[**治疗方剂**]旋覆花汤加减（《浙江中医杂志》）

旋覆花10g，柿蒂10g，沉香粉10g（冲服），厚朴10g，延胡索10g，陈皮10g，生姜10g，公丁香6g，党参20g，山药20g，甘草6g。水煎服。

[**治疗原则**]健脾理气，降浊利咽。

[**加减法**]

痰多者：加瓜蒌仁、浙贝、法半夏。

2.喉癌中晚期体质较虚者用方

[**治疗方剂**]当归川芎汤（《中华肿瘤治疗大全》）

当归10g，川芎10g，赤芍10g，连翘10g，升麻10g，田三七10g，金银花10g，党参10g，熟地12g，夏枯草12g，蚤休30g，甘草3g，金橘叶7片。水煎服。

[**治疗原则**]补血活血，清热解毒。

[**加减法**]

恶心呕吐者：加法半夏、竹茹。

【对症治疗】

喉癌的对症用方，当根据患者的主要症状及是否手术或放疗、化疗等采用相应治疗。

1.喉癌术后专方

[**治疗方剂**]人参北芪汤（《中华肿瘤治疗大全》）

人参9g，黄芪30g，五味子10g，紫菀15g，熟地20g，白术12g，升麻15g，怀山药30g，百合15g，北沙参30g，蝉蜕12g，水煎服。

[**治疗原则**]补肺益气。主治喉癌气短。

[**加减法**]

喉痛，咳嗽不爽，舌有瘀斑者：加丹参、三七。

2.喉癌放疗后专方

[**治疗方剂**]益气养阴方（《山西临床医药杂志》）

西洋参16g（蒸兑），地黄18g，元参15g，麦冬15g，白术12g，川石斛24g，山萸肉15g，百合15g，山药30g，陈皮12g，鸡内金12g，炙甘草6g。水煎服。

［**治疗原则**］养阴益气。

［**加减法**］

多汗、怕风甚者：加入黄芪、防风；

咽燥口干显著者：加入葛根、花粉；

喉中有痰，咯吐不利者：加川贝母、紫菀、炙冬花；

心烦，手足心热，潮汗，盗汗，寐差者：加北沙参、五味子、炙远志；

咽部明显红肿疼痛者：加入丹皮、赤芍、半枝莲或蒲公英。

3.喉癌化疗后专方

［**治疗方剂**］健脾益肾汤（《中华肿瘤治疗大全》）

党参15g，麦冬12g，茯苓15g，砂仁6g，白术12g，沙参15g，黄芩10g，金银花15g，桔梗10g，牛蒡子10g，绞股蓝15g，栀子10g，女贞子10g，菟丝子10g，蚤休30g，生薏苡仁20g，甘草3g。水煎服。

［**治疗原则**］健脾益肾解毒。主治喉癌化疗后脾肾两亏。

［**加减法**］

脾肾虚寒者：减栀子、黄芩、蚤休，加怀山药、吴茱萸；

恶心呕吐者：减栀子、桔梗，加法半夏、柿蒂、旋覆花（布包）、代赭石（先煎）；

白细胞下降者：加黄芪、紫河车、锁阳、鸡血藤；

乏力神疲者：加黄芪；

面白心悸者：加枸杞、当归。

4.喉癌咽喉肿痛溃烂方

［**治疗方剂**］硼砂丸（《现代中医肿瘤》）

硼砂30g，赤练蛇粉30g，乌梅肉15g，桔梗15g，礞石15g，薄荷11g，胆南星24g，饴糖12g，共研细粉，糖蜜为丸，每丸3g。经口含化，每日3～4次。

［**治疗原则**］清热化痰，解毒防腐。

［**加减法**］

热甚者：加石膏、龙胆草。

三、原发性支气管肺癌

原发性支气管肺癌是原发于支气管黏膜和肺泡的恶性肿瘤，其发病主要与吸烟、职业性因子、大气污染、电离辐射、生物学因子相关。

本病相当于中医病名国家标准的肺癌，亦属于肺积、咳嗽、痰饮、息贲等病证范畴。中医认为其发病乃因年老体衰，慢性肺部疾患导致肺气耗损而不足，或七情所伤，气机不畅，或劳累过度，肺气、肺阴亏损，导致正气虚损，阴阳失调，邪毒乘虚袭肺，肺之气机不利，宣降失司，津液不布，聚而为痰，气滞血瘀，痰凝气滞，瘀阻络脉，痰瘀胶结，日久而形成肺部积块。

【辨证用方】

原发性支气管肺癌的辨证，重在辨别虚实之主次，以咳嗽无痰或少痰，或痰中带血为主症者，多为虚证；以咳嗽痰多或咳嗽不畅，血痰或咯血，胸胁胀痛，痛有定处为主症者，多为实证。虚证有阴虚、气虚、气阴两虚或阴阳两虚之不同，以阴虚和气阴两虚多见；实证以气滞、血瘀、痰凝、毒聚为主。本病多因虚致实，全身属虚，局部属实。治疗应注意虚实与轻重的夹杂，宜根据虚实主次的不同各有侧重。“肺主气”，“肺为娇脏，喜润恶燥”，气虚阴伤是肺癌的本质，滋阴清肺、温阳益气、化瘀解毒是主要的治疗法则。

1.阴虚内热证

［**临床表现**］咳嗽无痰或少痰或痰中带血，气急，口渴，心烦，失眠，潮热，盗汗，舌质红或绛，少苔或光剥元苔，脉细数。

［**治疗方剂**］肺复方加减（《经验方》）

百合10g，生地10g，熟地10g，玄参12g，麦冬15g，当归15g，白芍10g，沙参15g，杏仁10g，桑白皮20g，瓜蒌壳20g，黄芩15g，川贝母10g，臭牡丹30g，白花蛇舌草30g，甘草5g。水煎服。

[**治疗原则**]滋阴生津，润肺化痰。主治肺癌阴虚内热证。

[**加减法**]

气短乏力者：加黄芪、党参；

胸痛、舌质紫暗有瘀斑者：加红花、桃仁、川芎；

痰血者：加蒲黄炭、藕节炭、仙鹤草；

低热者：加银柴胡、地骨皮；

高热者：加生石膏。

2.气阴两虚证

[**临床表现**]咳嗽少痰或痰中带血，气短，神疲，乏力，自汗或盗汗，口干不多饮，面白无华，舌质淡红，苔薄，脉细弱。

[**治疗方剂**]加减生脉饮(《中华肿瘤治疗大全》)

白参(蒸兑)10g，黄芪20g，麦冬15g，五味子12g，北沙参15g，天冬15g，杏仁10g，百部15g，瓜蒌20g，桑白皮20g，蚤休30g，白花蛇舌草30g，半枝莲30g，甘草5g。水煎服。

[**治疗原则**]益气养阴，清热解毒。

[**加减法**]

咳嗽痰黏者：加紫菀、款冬花、枇杷叶、淡竹叶；

痰中带血者：加仙鹤草、白茅根、蒲黄炭；

胸胁疼痛者：加红花、桃仁、郁金；

纳少者：加砂仁、炒麦芽、鸡内金；

盗汗者：加煅牡蛎(先煎)、浮小麦、麻黄根；

胸痛者：加延胡索、薤白。

3.脾虚痰湿证

[**临床表现**]咳嗽痰多，胸闷气短，纳少腹胀，神疲乏力，大便溏薄，面色萎黄，舌质淡胖有齿印，苔白腻，脉濡缓或濡滑。

[**治疗原则**]健脾祛痰利湿。

［**治疗方剂**］四君守宫饮（《现代中西医肿瘤学》）

党参15g，茯苓15g，白术15g，猪苓15g，浙贝母15g，桔梗12g，守宫10g，麦芽30克，猫爪草30g，全瓜蒌30g，生薏仁30g，生半夏10g。水煎服。

［**治疗原则**］健脾化湿，宣肺祛痰。主治肺癌脾虚痰湿证。

［**加减法**］

气虚喘咳者：加西洋参、冬虫夏草、山海螺；

痰热壅肺者：加半枝莲、白花蛇舌草；

痰中夹血丝者：加白茅根、白及、田三七（冲服）。

4.肾阳亏虚证

［**临床表现**］咳嗽气急，动则喘促，耳鸣目眩，腰酸膝软，形瘦神惫，面青肢冷，舌质淡红，苔薄白，脉沉细。

［**治疗方剂**］温阳散结汤（《中医肿瘤学》）

制附子（先煎4小时）20g，淫羊藿30g，仙茅30g，补骨脂15g，党参15g，黄精15g，山药15g，全瓜蒌20g，法半夏12g，杏仁12g，茯苓15g，白术15g，莪术15g，王不留行30g，黄芪15g。水煎服。

［**治疗原则**］温阳扶正，化痰散结。

5.气滞血瘀证

［**临床表现**］咳嗽不畅，血痰或咯血、气急，胸胁胀痛，痛有定处，失眠，唇暗，大便秘结，颈部及前胸青筋暴露，舌有瘀斑或瘀点，脉细涩或弦细。

［**治疗方剂**］桃红四物汤加减（《中华肿瘤治疗大全》）

桃仁10g，红花10g，当归10g，赤芍10g，生地10g，郁金15g，丹参15g，三棱10g，莪术10g，枳实10g，露蜂房10g，瓜蒌30g，八月札20g，白花蛇舌草30g，石见穿30g，甘草5g。水煎服。

［**治疗原则**］活血化瘀，理气行滞。

［**加减法**］

痰血多者：加三七粉（冲服）、蒲黄炭、丹皮、茜草根、仙鹤草；

瘰疬难消者：加黄药子、山慈菇、生牡蛎（先煎）、夏枯草、猫爪草；

低热者：加银柴胡、青蒿、地骨皮；

胸胁或周身痛甚者：酌加桂枝。

【辨病用方】

原发性支气管肺癌是一种全身属虚、局部属实的疾病。因此，原发性支气管肺癌的辨病治疗主要针对肺部局部肿块的特点，治疗中常选用一些具有一定抗癌作用的中草药。常用的抗肺癌中药有清热解毒类药，如龙葵、白英、白花蛇舌草、大青叶、蚤休、石见穿等；化痰消结类药，如夏枯草、山慈菇、土贝母、土茯苓、瓜蒌、贝母、南星、半夏、杏仁、百部、菝葜、干蟾酥等；活血化瘀类，如丹参、苏木、三棱、莪术、泽兰、桃仁等；攻逐水饮类，如葶苈子、泽泻等。并可根据病理类型不一选用不同的药物，如未分化癌选龙葵、白英、白花蛇舌草、雷公藤、干蟾皮；腺癌选乌骨藤、槲寄生、前胡、苦参、山慈菇；鳞癌选牛蒡子、山豆根、牡荆子或牡荆叶、半枝莲。

1.肺癌中晚期

[**治疗方剂**]苇茎汤加减（广州中医药大学第一附属医院方）

苇茎30g，生薏苡仁30g，太子参30g，冬瓜子30g，生南星（先煎）15g，生半夏（先煎）15g，山慈菇15g，丹参15g，桃仁15g，枳实6g，守宫6g，甘草6g。水煎服。

[**治疗原则**]清肺解毒，祛痰化瘀。

[**加减法**]

肺热痰黄黏者：加浙贝母、黄芩；

咯血明显者：加仙鹤草、侧柏叶；

胸腔积液者：加葶苈子、猪苓；

脑转移者：加全蝎、蜈蚣；

气阴两虚者：加人参、黄芪、五爪龙、天冬、百合，另用西洋参炖服。

2.肺癌合并肺部感染

[**治疗方剂**]鱼腥蛇草汤（《中医研究》）

百部20～30g，皂角刺6～10g，白花蛇舌草30～60g，白芥子6～10g，天葵子15g，牡蛎（先煎）15g，海藻15g，鱼腥草30g，荆芥10g。水煎服。

［**治疗原则**］宣肺涤痰，解毒散结。

［**加减法**］

素体虚寒，体温不升，发热而不口渴，咳嗽咯白痰者：加干姜、附子、肉桂；

胸闷，气短，乏力，多汗者：加党参、黄芪、瓜蒌、制半夏、陈皮；

胸胁胀满，心烦易怒，咳痰带血者：加柴胡、白芍、郁金、大蓟、小蓟、仙鹤草、三七粉（冲服）等。

3.肺癌骨转移

［**治疗方剂**］白鹿止痛汤（《经验方》）

熟地30g，鹿角胶（烊化）10g，姜炭5g，炙麻黄5g，白芥子10g，桂枝10g，枸杞10g，菟丝子10g，徐长卿10g，半枝莲30g，白花蛇舌草30g，甘草5g。水煎服。

［**治疗原则**］温阳散寒，通络行滞。

［**加减法**］

痛甚，固定不移者：加制乳香、制没药、莪术；

食纳减少者：加谷芽、麦芽；

大便溏薄者：加神曲、薏苡仁。

【对症治疗】

肺癌的对症治疗主要针对其并发症及手术、放疗、化疗的合并症、不良反应进行相应的中药治疗。

1.肺癌各期咯血

［**治疗方剂**］解毒凉血方（《中华肿瘤治疗大全》）

白花蛇舌草20g，猫爪草20g，猪苓20g，大蓟20g，小蓟20g，延胡索20g，黄芪20g，党参20g，薏苡仁20g，生半夏（先煎）20g，黄芩15g，三七粉（冲服）6g，壁虎（冲服）2条。水煎服。

［**治疗原则**］清热解毒，凉血止血。

［加减法］

口淡纳差者：加藿香；

血止者：去大、小蓟。

2.肺癌胸痛

［治疗方剂］宽胸理气汤（《经验方》）

全瓜蒌15g，枇杷叶10g，木蝴蝶10g，浙贝母15g，百部15g，薏苡仁20g，延胡索10g，五灵脂10g，川楝子10g，荜茇3g，百合15g，矮地茶15g。水煎服。

［治疗原则］行气宽胸，散结止痛。

［加减法］

胸腔积液抽取后疼痛加重者：加茯苓、葶苈子；

胸痛彻背者：加狗脊、桑寄生。

3.肺癌手术后治疗

［治疗方剂］扶正抗癌方（《中华肿瘤治疗大全》）

太子参15g，北沙参15g，丹参12g，麦冬15g，五味子10g，川贝10g，薏苡仁15g，鱼腥草20g，蚤休20g，白花蛇舌草30g，甘草5g。水煎服。

［治疗原则］益气养阴，解毒抗癌。主治肺癌术后正虚毒邪未尽。

［加减法］

气促、自汗者：加黄芪、白参；

低热盗汗、口干、舌红少苔、脉细者：加石斛、天花粉、炙鳖甲（先煎）、地骨皮；

发热胸痛，咳嗽气急，痰多黄稠，心烦口干，便秘，舌红，苔薄黄，脉细而数者：加黄芩、玄参、桑白皮、瓜蒌、天竺黄。

4.肺癌放疗后治疗

［治疗方剂］扶正增效方（《中国中西医结合外科杂志》）

生黄芪15g，太子参15g，白术10g，北沙参15g，枸杞子10g，苏木10g，红花10g，鸡血藤15g，石斛10g，金银花30g，鸡内金5g。水煎服。

［治疗原则］生津润燥，清热解毒，健脾和胃。主治肺癌放疗后气阴

两虚。

［**加减法**］

临床运用时可佐加白花蛇舌草、半枝莲等抗癌；

阴虚重者：加玄参、天花粉。

5.肺癌化疗期间及化疗后专方

［**治疗方剂**］癌复康方加减（《经验方》）

白参（蒸兑）10g，黄芪30g，白术10g，茯苓10g，枸杞10g，女贞子10g，菟丝子10g，广木香10g，仙灵脾10g，法半夏10g，砂仁5g，旱莲草15g，夏枯草15g，甘草5g。水煎服。

［**治疗原则**］健脾益肾，和胃理气。主治肺癌多种化疗副反应。

［**加减法**］

恶心呕吐甚者：加姜竹茹、代赭石；

气虚多汗者：加黄芪、防风；

腹泻者：加神曲。

消化系统肿瘤

一、食管癌

食管癌是指发生于食管黏膜上皮或腺体的恶性肿瘤。食管癌的发生与环境因素密切相关，同时与饮食习惯关系密切。食管鳞状细胞癌的发生与饮酒和吸烟有一定相关性。而食管腺癌与饮酒吸烟的关系不明显，与Barrett食管、胃食管反流及食管裂疝有一定关联。遗传易感性在食管癌的发病中也起一定的作用。

本病相当于中医病名国家标准的食管癌，亦属于“噎膈”“膈中”“关格”“反胃”等范畴。中医认为本病的主要病因病机以内伤饮食、情志，脏腑功能失调为主，互为因果，共同致病，形成气滞、痰阻、血瘀阻滞食管，使食管狭窄，或造成津伤血耗，失于濡润，食管干涩，食饮难下阻于食管而成。

【辨证用方】

食管癌的辨证，先当辨明虚实，实证当辨气滞、血瘀、痰结、毒蕴之偏重，虚证当辨气、血、阴、阳之不同。实证治以舒肝和胃、化瘀解毒、化痰散结为主，虚证治以健脾和胃、补气益血、滋阴润燥为主。

1.肝胃不和证

[**临床表现**]咽部似有物梗阻，或进食发噎，呃逆，胸骨后疼痛串及两胁，胸闷口苦，不欲饮食，或头痛目眩，舌质淡红，舌苔薄黄或微黄腻，脉弦或弦细。

[**治疗方剂**]逍遥散加减方（《中华肿瘤治疗大全》）

醋炒柴胡10g，当归10g，赤芍12g，白芍12g，茯苓12g，炒白术12g，法半夏10g，威灵仙15g，急性子5g，白花蛇舌草30g，甘草5g。水煎服。

[**治疗原则**]舒肝和胃，散结止痛。

[**加减法**]

上腹部胀闷者：加厚朴、枳壳；

胸背疼痛者：加香附、郁金、八月札。

2.痰气交阻证

[**临床表现**]吞咽梗阻，胸膈痞闷，情志舒畅时稍减轻，口干咽燥，舌质偏红，舌苔黄腻，脉弦滑。

[**治疗方剂**]四逆散合旋覆代赭石汤加减（《临床中医肿瘤学》）

柴胡10g，枳壳10g，白芍10g，旋覆花10g，代赭石（先煎）15g，法半夏10g，郁金10g，陈皮10g，山豆根10g，草河车15g。水煎服。

[**治疗原则**]开郁降气，化痰散结。

[**加减法**]

疼痛明显者：加延胡索、白屈菜；

口干，津伤明显者：加玄参、石斛；

吞咽困难较严重者：加威灵仙、赤芍。

3.津亏热结证

[**临床表现**]吞咽梗涩疼痛，食物难下，汤水可下，形体逐渐消瘦，口干咽燥，大便干结，五心烦热，舌质红干，或有裂纹，脉弦细数。

[**治疗方剂**]加减麦门冬汤（《中华肿瘤治疗大全》）

白参（蒸兑）10g，麦冬30g，法半夏10g，桃仁10g，丹参15g，沙参15g，石斛12g，梨汁20g，藕汁12g，陈皮10g，茯苓12g，大枣10g，蚤休30g，半枝莲30g，甘草5g。水煎服。

[**治疗原则**]生津益胃，降逆解毒。

[**加减法**]

潮热盗汗者：加地骨皮、五味子、煅牡蛎（先煎）；

胸背痛者：加香附、郁金。

4.瘀毒内结证

[**临床表现**]胸膈疼痛，食不得下而复吐出，甚至水饮难下，大便坚如羊屎，或吐出物如赤豆汁，面色晦暗，口唇青紫，形体消瘦，肌肤枯燥，

舌红少津，或带青紫，脉细涩。

［**治疗方剂**］加减血府逐瘀汤（《临床中医肿瘤学》）

当归10g，生地10g，桃仁10g，红花10g，枳壳10g，赤芍10g，川芎10g，桔梗6g，柴胡10g，急性子15g，制半夏10g，瓜蒌30g。水煎服。

［**治疗原则**］祛瘀散结，化痰解毒。

［**加减法**］

胸背痛甚者：加延胡索、白屈菜、八月札；

便干者：加郁李仁、火麻仁；

口干舌红者：加黄连、麦冬、知母；

合并出血者：加三七粉（冲服）、白及、血余炭。

5.气血双亏证

［**临床表现**］噎塞梗阻日重，水饮难下，面色萎黄，消瘦无力，甚则大肉困脱，大骨枯槁，舌质淡，苔薄，脉弦细或沉细。

［**治疗方剂**］加减八珍汤（《中华肿瘤治疗大全》）

人参10g，生黄芪30g，炒白术10g，茯苓10g，陈皮10g，当归10g，白芍12g，川芎10g，生地12g，广木香12g，阿胶（烊化）15g，丹参30g，白花蛇舌草30g，炙甘草5g。水煎服。

［**治疗原则**］益气补血，解毒散结。

［**加减法**］

呕恶痰涎者：加法半夏、生姜；

干呕者：加砂仁、代赭石；

颈部瘰核者：加生牡蛎（先煎）；

形寒气短，面浮足肿，腹胀者：加肉桂、制附片、杜仲、鹿角胶（烊化）。

【辨病用方】

食管癌的辨病治疗，当注重培补脾胃和化瘀解毒及通下。无论病期早晚，均有不同程度的脾胃损伤，保持胃肠道的通畅是治疗该病的关键之一。常用中草药：硇砂、黄药子、石见穿、山豆根、冬凌草等。

1.食管癌各期基本用方

［**治疗方剂**］参贝汤（《中华肿瘤治疗大全》）

沙参12g，川贝母6g，桃仁6g，砂仁3g，郁金10g，茯苓10g，丹参10g，荷叶10g，米糖30g。水煎服。白蜜（冲）30g。

［**治疗原则**］生津理气，活血散结。

［**加减法**］

胸背疼痛者：加香附、郁金、八月札；

疼痛明显者：加延胡索、白屈菜。

2.食管癌中、晚期用方

［**治疗方剂**］牡蛎散结降逆方（《辽宁中医》）

煅牡蛎（先煎）30g，夏枯草20g，海藻15g，海带15g，急性子6g，蜣螂6g，川楝子6g，姜半夏10g，姜竹茹6g，旋覆花（布包）6g，代赭石（先煎）15g，广木香6g，公丁香6g，沉香曲6g，川厚朴6g，南沙参6g，北沙参6g，当归10g，石斛10g。水煎，1日1剂，分2次服。

［**治疗原则**］散结，理气，降逆。

［**加减法**］

胃气上逆者：加降香、白豆蔻、炙九香虫、刀豆子、藿香、青皮；

泛吐黏痰者：加南星（先煎）、板蓝根；

胸部隐痛者：加延胡索、制乳香、制没药、郁金、丹参、桃仁；

呕血、便血者：加白及、蒲黄炭（布包）、仙鹤草、藕节炭；

体虚乏力者：加太子参、黄芪、白术、熟地；

软坚消聚者：加石见穿、徐长卿、黄药子、蚤休。

【对症治疗】

食管癌的对症用方，主要根据患者主要症状（如梗阻、呃逆、呕吐、疼痛等），并区分手术前后或放疗、化疗等进行相应选方用药。

1.食管癌手术前专方

［**治疗方剂**］健脾补肾方（《中华肿瘤治疗大全》）

党参15g，白术12g，茯苓12g，甘草3g，太子参15g，沙参10g，黄精12g，女贞子12g，黄芪15g，白花蛇舌草24g，金银花10g，白毛藤24g。水煎，1日1剂，分2次服。另：人参10g或西洋参6g，另煎顿服。术前连服2～3日。

［**治疗原则**］健脾补肾，清热解毒。

［**加减法**］

上腹部胀闷者：加厚朴、枳壳；

呕恶痰涎者：加法半夏、生姜；

干呕者：加砂仁、代赭石；

津伤便秘者：加生地、玄参、麦冬、火麻仁；

纳差者：加麦芽、焦山楂。

2.食管癌手术后治疗专方

［**治疗方剂**］参麦扶正汤（《中华肿瘤治疗大全》）

沙参10g，麦冬10g，茯苓12g，黄精12g，黄芪15g，太子参15g，党参12g，瓜蒌24g，麦芽24g，鸡内金9g，人参（蒸兑）或西洋参（蒸兑）4～6g，金银花15g，连翘10g。水煎，1日1剂，分3次服。

［**治疗原则**］益气养阴，健脾消食。

［**加减法**］

气虚者：加黄芪、党参；

汗出恶风者：重用黄芪、加白术、防风、五味子、浮小麦、生牡蛎（先煎）；

血虚者：加当归、首乌；

阴虚明显者：加沙参、麦冬；

阳虚者：加制附片、桂枝；

胸痛者：加延胡索、丹参；

腹胀者：加木香、厚朴；

纳差者：加砂仁、枳壳、炒山楂；

便溏者：加炒白术、吴茱萸、炒扁豆。

3.食管癌术后反流性食管炎方

［**治疗方剂**］复方反流安方（河南省肿瘤医院方）

桂枝15g，白芍15g，甘草10g，干姜10g，瓦楞子30g，茯苓30g，白术12g，制半夏12g，大枣12枚。水煎服。

［**治疗原则**］通阳化气，降逆蠲饮。主治食管癌术后反流性吻合口炎，食管炎。

4.食管癌放疗后治疗专方

［**治疗方剂**］益气养阴方（《中华肿瘤治疗大全》）

麦冬12g，天冬12g，沙参10g，玄参9g，生地10g，白茅根12g，玉竹9g，金银花9g，知母10g，白花蛇舌草30g，白英30g，党参12g，茯苓12g，白术10g，甘草3g，丹参15g。水煎服。

［**治疗原则**］益气养阴。主治食管癌放疗后发热。

［**加减法**］

气虚者：加黄芪；

血虚者：加当归、首乌；

胸痛者：加延胡索、川楝子；

恶心呕吐者：加代赭石（先煎）、旋覆花（布包）、法半夏；

纳差者：加神曲、谷芽、麦芽；

口干甚者：重用麦冬、知母、天冬，加石斛、芦根；

便秘者：加瓜蒌仁、火麻仁、大黄（后下）；

腹泻、里急后重者：加黄连、葛根、白芍；

失眠、烦躁者：加枣仁、五味子。

5.食管癌化疗期间及化疗后专方

［**治疗方剂**］癌复康方加减（《经验方》）

白参（蒸兑）10g，黄芪30g，白术10g，茯苓10g，枸杞子10g，女贞子10g，菟丝子10g，广木香10g，仙灵脾10g，法半夏10g，砂仁5g，陈皮10g，旱莲草15g，夏枯草15g，甘草5g。水煎，1日1剂，分2次服。

［**功能生治**］健脾益肾，和胃理气。配合化疗主治食管癌。

[加减法]

恶心呕吐甚者：加姜竹茹、代赭石；

气虚多汗者：加白芍、防风；

腹泻者：加神曲。

[临床报道]该方能明显提高化疗的完成率，降低食欲减退、恶心呕吐、腹胀腹痛等发生率，抗多种化疗不良反应，总有效率达80.75%。(《中国中西医结合外科杂志》)

6.食管癌梗阻专方

[治疗方剂]解毒降逆方(《浙江中医杂志》)

生南星(先煎)30g，金银花30g，党参10g，石斛10g，枇杷叶10g，生麦芽10g，枳实10g，代赭石(先煎)15g，青黛3g，生甘草3g。水煎，1日1剂，分2次服。15剂为1个疗程。初治时可缓慢饮服，如有呕吐，吐后再饮，治疗期间可不用其他疗法。

[治疗原则]理气降逆。用于食管癌梗阻者。

[加减法]

痰涎壅甚者：加白芥子、姜半夏；

瘀血内阻者：加急性子、郁金；

疼痛剧烈者：加延胡索、䗪虫。

[临床报道]治疗73例，总有效率为95.8%。

7.食管癌穿孔并发食管纵隔瘘、肺脓疡专方

[治疗方剂]利湿解毒方(《江苏中医》)

芦根20g，生薏苡仁20g，冬瓜仁20g，鱼腥草20g，金荞麦根20g，黄芩10g，杏仁10g，桃仁10g，浙贝母10g，桔梗10g，生甘草6g。水煎，1日1剂，分2次服。

[治疗原则]清热利湿，活血解毒。主治食管癌穿孔并发食管纵隔瘘、肺脓疡。

[加减法]

痰热壅肺者：加半枝莲、白花蛇舌草；

痰湿蕴而化热，咳痰黄稠，苔黄腻，脉滑数者：加川贝、桑白皮、瓜壳；

呕恶痰涎者：加法半夏、生姜。

8.食管癌疼痛专方

[**治疗方剂**]化痰宽胸汤（《经验方》）

旋覆花10g，代赭石15g，柿蒂20g，竹茹10g，石见穿10g，石上柏10g，浙贝母15g，山豆根10g，全瓜蒌10g，清半夏10g，台乌药10g，白屈菜6g。水煎服。

[**治疗原则**]化痰宽胸，降逆止痛。主治食管癌疼痛。

[**加减法**]

放疗中食管出现烧灼样疼痛者：加金银花、紫花地丁等；

肿块外侵，致胸背疼痛者：加狗脊、桑寄生；

中晚期患者：加党参、当归、枸杞子。

二、胃癌

胃癌是消化系统常见的恶性肿瘤，约占消化系统肿瘤的50%～60%。在我国，胃癌的发病率和死亡率均居恶性肿瘤之首。胃癌的病因与环境因素有关，不良饮食习惯、胃部良性疾病以及致癌物如N-亚硝基化合物、真菌污染以及幽门螺杆菌感染都是胃癌的致病因素。

本病相当于中医病名国家标准的胃癌，亦属于反胃、胃脘痛、噎膈、心腹痞、积聚等范畴。本病的主要病因病机为饮食不节、情志失调、劳倦内伤或邪毒外侵，致气滞、血瘀、痰凝、毒蕴，互结于胃，形成胃癌。

【**辨证用方**】

胃癌的辨证，先当辨明虚实，实证当辨气滞、血瘀、痰结、毒蕴之轻重，虚证当辨气、血、阴、阳之不同。胃脘疼痛、拒按，或胸闷脘痞，脉弦为实证；胃脘隐痛、喜按，脉细弱为虚证。实证治以舒肝和胃、化瘀解毒、化痰散结为主，虚证治以健脾和胃、补气益血、温中养胃为主，临床当根据虚实的轻重、夹杂、转化，辨证选用方药。

1.肝胃不和证

[**临床表现**]胃脘胀满，时时作痛，窜及两胁，口苦心烦，嗳气陈腐或呃逆，吞咽困难，纳少或呕吐反胃，舌淡红，苔薄白或薄黄，脉弦或弦细。

[**治疗方剂**]逍遥散合旋覆代赭汤加减（《中华肿瘤治疗大全》）

醋炒柴胡6g，制香附6g，广木香5g，炒枳壳9g，川厚朴10g，青皮10g，陈皮10g，砂仁5g，降香6g，杭白芍12g，旋覆花（布包）9g，代赭石（先煎）15g，法半夏10g，木瓜10g，沉香粉（冲服）6g，全蝎10g，白花蛇舌草30g，八月札10g。水煎服。

[**治疗原则**]疏肝理气，和胃降逆。

[**加减法**]

兼腑实便结者：加大黄、槟榔；

兼火热内郁者：加黄连、栀子、黄芩；

脘胀嗳腐者：加鸡内金、炒山楂、炒麦芽。

2.瘀毒内结证

[**临床表现**]胃脘刺痛，痛时拒按，心下痞块，按之疼痛，或呕血便血，肌肤甲错，舌质紫黯或见瘀点，苔薄白或薄黄，脉沉细或涩。

[**治疗原则**]解毒祛瘀，活血止痛。

[**治疗方剂**]失笑散合桃红四物汤加减（《中华肿瘤治疗大全》）

生蒲黄（布包）10g；五灵脂10g，桃仁9g，红花9g，当归尾15g，赤芍15g，丹参15g，延胡索12g，川楝子15g，乌药9g，三七粉（冲服）3g，莪术10g，仙鹤草30g，乌贼骨10g，侧柏炭12g，露蜂房6g，血余炭12g，净蛇蜕6g，干蟾皮6g，白花蛇舌草30g，半枝莲30g。水煎服。

[**治疗原则**]活血化瘀，清热解毒。主治胃癌。

[**加减法**]

出血兼见舌质光红，口咽干燥，脉细数者：加沙参、生地、麦冬、阿胶；

失血日久，心悸少气，多梦少寐，体倦纳差，唇白舌淡，脉虚弱者：加炒酸枣仁、黄芪、茯神、远志。

3.痰湿凝结证

［**临床表现**］胸闷膈满，胃脘饱胀或疼痛隐隐，面黄虚胖，呕吐痰涎，腹胀便溏，舌淡，苔滑腻，脉细濡或滑。

［**治疗方剂**］加减导痰汤（《临床中医肿瘤学》）

枳实10g，胆南星10g，法半夏10g，陈皮10g，茯苓10g，生牡蛎30g，山楂15g，象贝母15g，神曲15g，木馒头15g，黄药子15g，海藻15g，昆布15g。水煎服。

［**治疗原则**］理气化痰，软坚散结。

［**加减法**］

脘痞腹胀者：加厚朴；

便溏、喜热饮、舌淡者：加干姜、草豆蔻、苍术。

4.脾胃虚寒证

［**临床表现**］胃脘隐痛，喜按喜温，朝食暮吐，或暮食朝吐，呕吐清水，面白无华，或四肢发凉，神倦无力，浮肿便溏，舌质淡而胖，有齿痕，苔白滑润，脉沉缓或弦细而弱。

［**治疗方剂**］加减六君子汤（《中西医临床肿瘤学》）

党参20g，白术10g，法半夏10g，制附片10g，陈皮10g，草蔻仁6g，干姜6g，猪苓15g，补骨脂15g，白花蛇舌草15g，甘草6g。水煎服。

［**治疗原则**］温中散寒，温肾助阳。

［**加减法**］

寒凝血瘀者：加鸡血藤、桃仁、红花、三七粉（冲服）、桂枝；

寒凝气滞者：加乌药、木香；

肾阳虚甚者：去干姜、草蔻，加肉苁蓉、仙灵脾、杜仲；

水湿内停明显，苔白腻者：加茯苓、泽泻、车前子、桂枝。

［**临床报道**］以六君子汤加牡蛎、莪术、三棱、藤梨根、枳壳、干姜为基本方，阳虚者，加肉桂、附子、桂枝；血虚者，加当归、熟地；腹胀者，加枳实、大腹皮、槟榔；湿重者，加苍术、厚朴、生南星（先煎）；便秘者，

加生大黄、玄明粉；瘀血甚者，加地鳖虫、穿山甲。治疗胃癌术后未化疗患者68例，1、3、5年生存分别为67例、65例、64例。（《江苏中医药》）

5.气血双亏证

[临床表现] 胃脘隐痛，全身乏力，心悸气短，头晕目眩，面黄无华，虚烦不寐，自汗盗汗，甚则四肢浮肿，舌淡少苔，脉沉细无力。

[治疗方剂] 加减十全大补汤（《中西医临床肿瘤学》）

黄芪30g，党参30g，白术15g，茯苓15g，当归15g，熟地10g，白芍10g，川芎10g，枳壳10g，肉桂6g，枸杞子12g，菟丝子12g，法半夏10g，半枝莲20g，甘草6g。水煎服。

[治疗原则] 气血双补，健脾和中。

[加减法]

气虚甚者：党参改人参，或加西洋参；

血瘀甚者：加三棱、莪术、陈皮；

瘀毒内阻，癥瘕形成者：酌加山慈菇、半枝莲、土茯苓、莪术、生山楂、全蝎、土鳖虫、蜈蚣等；

气滞甚者：加木香、大腹皮、郁金。

6.胃热伤阴证

[临床表现] 胃脘灼热，口干欲饮，喜冷饮，嘈杂，食后痛剧，纳差，五心烦热，大便干燥，舌质红绛或光红少苔，脉滑或数。

[治疗方剂] 加减麦门冬汤合益胃汤（《中西医临床肿瘤学》）

生地15g，玉竹15g，石斛15g，麦冬18g，白扁豆15g，谷芽15g，法半夏10g，鸡内金10g，丹皮10g。水煎服。

[治疗原则] 益胃养阴，清热解毒。

[加减法]

津少口渴甚者：加芦根、天花粉、知母；

热毒内蕴甚者：加金银花、玄参、竹茹、黄连；

热灼胃络出血者：去白扁豆，加仙鹤草、侧柏叶或生地榆、生石膏；

气虚者：加西洋参或太子参、生黄芪。

【辨病用方】

胃癌的辨病治疗，当注重脾胃亏虚，痰、瘀、毒互结。根据肿瘤情况、病期早晚、体质强弱等选用或合用健脾和胃、化瘀解毒、豁痰散结等治疗方药。

1.胃癌各期体质较实者用方

[**治疗方剂**]芍药莪术饮（北京东直门医院方）

杭白芍30g，莪术15g，五灵脂、干蟾皮各10g，半枝莲20g，荜茇10g，青、陈皮各12g，枳壳、延胡索、香附、厚朴、菖蒲、肉豆蔻各10g。水煎服，1日1剂。

[**治疗原则**]疏肝和胃，祛瘀散结。适用于肝胃不和型胃癌。

[**治疗方剂**]茵陈鹤草汤（北京东直门医院方）

茵陈25g，银柴胡12g，仙鹤草30g，蜂房12g，五灵脂、干蟾皮各9g，半枝莲30g，制胆星10g，紫草、石斛各15g，生地、麦冬各20g，黄芩15g，知母12g，枳实6g。1日1剂，水煎服。

[**治疗原则**]解毒散结，育阴清热。适用于瘀毒内阻型胃癌。

2.胃癌中晚期体质较虚者用方

（1）适用于中晚期胃癌。

[**治疗方剂**]木核汤（《浙江中西医结合杂志》）

木贼草60g，山药20g，路路通10g，核桃树枝100g，石斛20g，沙参10g，铁树叶20g，白术10g，木香10g，茯苓10g，桂枝4g，炙甘草4g，枳壳10g，露蜂房10g。水煎服。

[**治疗原则**]补气健脾，开胃消胀。

[**加减法**]

呕吐者：加法半夏、生姜、佩兰；

瘀血内阻胃痛者：加延胡索、香附、五灵脂；

便干者：加火麻仁、郁李仁；

呕血、便血者：加仙鹤草、血余炭；

便溏者：加白术、薏苡仁；

脾胃虚寒者：加高良姜、荜茇；

气血亏虚者：加黄芪、人参、白术、熟地、阿胶。

（2）适用于溃疡型胃癌。

［**治疗方剂**］加味黄芪建中汤（《内蒙古中医药》）

生黄芪30g，炒白芍15g，炙甘草15g，桂枝18g，生姜12g，大枣6枚，饴糖40g，炮山甲（先煎）10g，制鳖甲（先煎）10g，砂仁10g，白及10g，三七粉（冲服）5g，露蜂房20g，瓦楞子20g。水煎服。

［**治疗原则**］温中补虚。

［**加减法**］

便血、吐血者：加生地榆、仙鹤草，加大三七、白及的用量；

纳呆者：加鸡内金、佛手；

畏寒者：加吴茱萸、小茴香；

气滞者：加广木香、厚朴；

血瘀者：加郁金、丹参；

反酸者：加海螵蛸；

疼痛难忍者：加没药、九香虫；

脘腹胀满者：加枳实、炒莱菔子，去大枣，减炙甘草的量；

肿块大而坚者：加黄药子、穿山甲，鳖甲加量。

（3）适用于晚期胃癌。

［**治疗方剂**］益胃解毒方（《福建中医药》）

党参30g，炙黄芪30g，铁树叶30g，白术15g，白花蛇舌草15g，莪术9g，䗪虫9g，露蜂房9g。水煎服。

［**治疗原则**］健脾补中，散结解毒。

【对症治疗】

胃癌的对症用方，主要根据患者主要症状（如呕吐、疼痛等）、合并症（如幽门梗阻等）进行选择，并区分是否手术或放疗、化疗等进行相应选方用药。术后治疗以健脾益气养胃为主，放疗患者以养阴和胃为主，化疗患者以健脾益肾为主。

1.胃癌手术后专方

（1）胃癌手术后乏力腹胀食欲不振。

[**治疗方剂**]加减六君子汤（《中华肿瘤治疗大全》）

黄芪30g，党参15g，白术10g，茯苓10g，陈皮10g，枳壳10g，法半夏10g，石斛15g，砂仁6g，鸡内金10g，神曲10g，炒山楂10g，炒麦芽10g，甘草4g。水煎服。

[**治疗原则**]健脾益气养胃。

[**加减法**]

血虚者：加当归、白芍、熟地；

湿热者：加黄芩、薏苡仁；

气滞、气逆者：加八月札、厚朴、旋覆花；

血瘀者：加丹参、桃仁；

恶心、腹胀者：加炒谷芽；

疼痛者：加川楝子、延胡索、徐长卿；

白细胞减少者：加黄精、补骨脂。

（2）中晚期胃癌术后腹痛。

[**治疗方剂**]小金丸加减方（《中西医结合杂志》）

马钱子0.5g，当归6g，制乳香6g，制没药6g，白胶香9g，地龙9g，五灵脂9g，丹参9g，制草乌9g，陈皮9g，厚朴9g，木香9g，砂仁4.5g。加工成片剂，每片0.4g，1次4片，1日3次。

[**治疗原则**]活血化瘀，散积消肿。

（3）胃癌术后肠梗阻。

[**治疗方剂**]加减大承气汤（《中医药学刊》）

大黄（后下）5～10g，芒硝10～15g，枳实15～20g，厚朴10～15g，桃仁10～15g，赤芍15～20g，莱菔子15～20g。水煎服。

[**治疗原则**]通里攻下，祛满行气。

[**加减法**]

体虚者：加黄芪、当归、阿胶等。

【临床报道】治疗60例，54例梗阻症状消失。胃肠功能恢复。

2.胃癌放疗后专方

[治疗方剂]养阴和胃汤(《经验方》)

北沙参30g，麦冬15g，玉竹10g，石斛15g，连翘15g，鸡血藤30g，陈皮10g，姜竹茹15g，木瓜10g，女贞子15g，砂仁6g，鸡内金10g，甘草5g。水煎服。

[治疗原则]养阴和胃。

[加减法]

恶心呕吐明显者：加代赭石、旋覆花(布包)、法半夏；

腹痛腹泻者：加山药、乌梅；

白细胞及血小板下降者：加黄芪、黄精、当归、紫河车；

口腔溃疡者：加天花粉、儿茶。

3.胃癌化疗后专方

[治疗方剂]健脾补肾汤(《经验方》)

党参15g，鸡血藤15g，枸杞子15g，女贞子15g，白术9g，菟丝子9g，补骨脂9g。水煎服。

[治疗原则]健脾益气，滋补肝肾。

[加减法]

肝胃不和，呕吐，呃逆者：加降香、白芍、旋覆花、法半夏、青陈皮、白木瓜；

脾胃虚寒，呕吐清水痰涎，便溏者：加干姜、附片、良姜、吴茱萸、肉桂、法半夏、丁香；

胃热伤阴，口干，呕吐，胃脘灼热者：加知母、天花粉、沙参、麦冬、竹叶、玉竹、石斛、竹茹；

痰湿凝结，呕吐痰涎，腹胀便溏者：加藿香、佩兰、香附、川朴、莱菔子、苏子、法半夏、苍术。

4.胃癌呕吐专方

[治疗方剂]竹茹二陈汤(《临床中医肿瘤学》)

陈皮10g，法半夏15g，茯苓15g，竹茹15g，黄连5g，麦冬10g，枇杷叶10g。水煎服。

[治疗原则]清热和胃止呕。

5.胃癌出血专方

（1）呕血。

[治疗方剂]加味大半夏汤（《江苏中医》）

人参10g，姜半夏10g，白蜜20ml，茜草炭10g，墨旱莲10g，甘草4g，代赭石（先煎）20g。水煎服。

[治疗原则]和胃降逆，益气止血。

（2）便血。

[治疗方剂]加减补中益气汤（《江苏中医》）

人参10g，炙黄芪30g，升麻10g，柴胡10g，炒白术10g，炙甘草4g，茜草炭10g。水煎服。

[治疗原则]益气止血。

[加减法]

无论呕血、便血，上述俩方均可加入白及、乌贼骨、三七（冲服）；

呕血、便血缓解，见胃中灼热、口干口苦、小便黄赤等胃腑蕴热证者：加黄芩、大黄炭、蒲公英。

6.胃脘疼痛

[治疗方剂]加味四君汤（《经验方》）

党参15g，茯苓15g，白术15g，陈皮10g，香橼10g，佛手10g，绿萼梅5g，木香10g，乌药10g，川楝子10g，刘寄奴8g，荜澄茄3g。水煎服。

[治疗原则]健脾和中，理气止痛。

三、原发性肝癌

原发性肝癌是指肝细胞或肝内胆管细胞发生的恶性肿瘤，为我国常见恶性肿瘤之一。肝癌的发生在我国主要与病毒性肝炎、黄曲霉素和饮用水污染以及亚硝胺类化合物等因素有关。

本病相当于中医病名国家标准的肝癌，亦属于肝积、癥瘕、积聚、鼓胀、黄疸、痞气、癖黄等病症范畴。祖国医学认为脏腑气血亏虚、脾胃虚弱，或饮食失调，损伤脾胃，或情志久郁，或劳倦内伤，或六淫邪毒入侵，导致热毒内蕴、气滞血瘀，甚而肝肾受损；同时毒、瘀等病理产物又形成致病因素，并相互作用，互为因果，导致机体正气进一步虚弱，毒瘀互结而成肝癌。其病位在肝，与脾、胆、胃、肾等脏腑密切相关；“瘀、毒、虚”乃肝癌的基本病机；肝癌是一种“因虚致病、本虚标实”的疾病。

【辨证用方】

肝癌首当辨虚实，其虚以脾虚、肝肾阴虚、气阴两虚为主，实以气滞、血瘀、热毒为主；次当辨危候，即晚期可见昏迷、吐血、便血、胸腹水等危重症。其治疗分清虚实，针对病变的不同阶段，或攻，或补，或攻补兼施；常用治则有健脾理气、化瘀软坚、清热解毒、补益肝肾等。

1.气滞血瘀证

[**临床表现**]右胁下痞块，两胁窜痛或胀痛，痛处不移，拒按，神疲乏力，纳呆食少，大便溏结不调，舌淡或暗红，或边有瘀斑，苔薄白或薄黄，脉弦涩。

[**治疗方剂**]金甲白龙汤(《辽宁中医杂志》)

郁金30g，八月札30g，丹参30g，女贞子30g，鳖甲35g，龙葵35g，白术25g，柴胡20g，重楼20g。水煎服。

[**治疗原则**]疏肝理气，活血散结。

[**加减法**]

肝脾不调者：加陈皮、清半夏、党参、茯苓；

食少纳呆者：加炒麦芽、炒莱菔子、炒山楂、炒神曲；

胀痛甚者：加合欢皮、枳壳、木香、延胡索、香附；

刺痛者：加橘络、炒水蛭、红花、刘寄奴、穿山甲、王不留行。

2.肝瘀脾虚证

[**临床表现**]胁下痞块，胀痛或刺痛，纳呆食少，腹胀，食后尤甚，神

疲乏力，大便溏泻，形体消瘦，舌质紫黯，或有瘀点、瘀斑，苔薄，脉沉细或涩。

［**治疗方剂**］扶正抗癌汤（《实用中西医结合杂志》）

党参10～15g，麦冬10～15g，黄芪20～30g，半枝莲20～30g，黄芩20～30g，白术15～20g，夏枯草15～20g，当归6～9g，鳖甲15～25g，莪术6～12g，茜草15～30g，大黄10～20g，蚤休10～20g，白花蛇舌草30～45g。水煎服。

［**治疗原则**］健脾散邪，化瘀软坚。

［**加减法**］

大便泻下不止者：去大黄，加煨肉豆蔻、煨木香、诃子、罂粟壳；

身热发黄者：加龙胆草、炒山栀子、茵陈。

3.肝郁脾虚证

［**临床表现**］情志抑郁，胁痛腹胀，食少便溏，形体消瘦，神疲乏力，舌质淡胖，苔薄白或白腻，脉弦细。

［**治疗方剂**］逍遥散加减（《中华肿瘤治疗大全》）

当归15g，白芍15g，柴胡15g，茯苓15g，白术15g，甘草8g，薄荷10g，生姜15g，三棱15g，莪术10g，蚤休50g，白花蛇舌草50g。水煎服。

［**治疗原则**］养血疏肝健脾，消肿散结。

［**加减法**］

腹水尿少者：去三棱、莪术、茯苓、薄荷、生姜，加大腹皮、陈皮、姜皮、泽泻、茯苓皮；

胁痛甚者：加川楝子、延胡索。

4.湿热结毒证

［**临床表现**］胁下痞块，身目发黄，两胁胀痛，口苦纳呆，恶心，胸闷腹胀，大便不爽，小便短赤，舌红或绛，苔黄腻，脉弦滑。

［**治疗方剂**］加减茵陈蒿汤（《中华肿瘤治疗大全》）

茵陈15g，大黄10g，栀子10g，金钱草30g，虎杖30g，茯苓15g，泽泻10g，大腹皮10g，厚朴10g，半枝莲15g，蚤休20g。水煎服。

[**治疗原则**]清热利湿，泻火解毒。

[**加减法**]

大便干结者：加芒硝(冲服)、枳实；

腹胀甚者：加木香；

高热者，加生石膏(先煎)、知母。

5.脾虚湿困证

[**临床表现**]腹大胀满，如囊裹水，上腹结块，身重纳呆，神疲乏力，大便溏薄或腹泻，小便短少，肢楚足肿，舌淡胖，舌边有齿痕，苔白腻，脉弦或滑或濡。

[**治疗方剂**]四君五皮饮加减(《经验方》)

党参15g，白术15g，茯苓皮30g，大腹皮15g，陈皮10g，生姜皮5g，黄芪20g，薏苡仁30g，半枝莲30g，丹参15g，制鳖甲(先煎)15g，半边莲30g，木香10g，甘草5g。水煎服。

[**治疗原则**]健脾益气，利湿消肿。

[**加减法**]

恶心欲呕者：加法半夏、竹茹；

腹泻较甚者：加炮姜、苍术、炒扁豆；

身目发黄者：加茵陈、金钱草；

腹水较甚者：加泽泻、猪苓、车前草(布包)、牵牛子。

6.肝热血瘀证

[**临床表现**]上腹肿块坚硬，疼痛拒按，或胸胁掣痛不适，烦热，口唇干，口苦喜饮，大便干结，溺黄或短赤，甚则肌肤甲错，舌苔白厚，舌质红或暗红，脉弦数或弦滑。

[**治疗方剂**]肝益煎(《肿瘤良方大全》)

夏枯草15g，海藻12g，海带15g，白花蛇舌草30g，王不留行9g，八月札15g，漏芦15g，赤芍9g，桃仁9g，丹参15g，炙山甲12g，炙鳖甲(先煎)12g，莪术12g，三棱12g，当归12g，铁树叶15g，薏苡仁30g，川楝子9g，生香附9g，木香9g，白芍9g，党参15g，白术12g，郁金12g，茵陈

15g，车前子9g。水煎服。

［**治疗原则**］清热祛瘀，软坚化痰。

7.肝肾阴虚证

［**临床表现**］上腹肿块，胁肋隐隐，纳少消瘦，低热盗汗，头晕目眩，大便干结，舌红苔光，脉弦细。

［**治疗方剂**］一贯煎加减（《中华肿瘤治疗大全》）

生地10g，当归10g，枸杞子15g，沙参30g，麦冬10g，川楝子10g，女贞子30g，赤芍15g，黄芪20g，鳖甲（先煎）12g，全蝎8g，蚤休20g。水煎服。

［**治疗原则**］滋养肝肾，化瘀软坚。

［**加减法**］

低热、口干咽燥者：加青蒿、银柴胡、天冬；

齿龈出血及鼻衄者：加白及、白茅根、仙鹤草；

呕血、便血者：加生大黄、云南白药（冲服）、白及。

8.气阴两虚证

［**临床表现**］上腹肿块，胁肋隐隐灼痛，头晕目眩，或视物昏花，口燥咽干，神疲乏力，纳少，消瘦，低热盗汗，大便溏泻，舌淡白，苔少或无，脉细数。

［**治疗方剂**］加减滋水清肝饮（《中华肿瘤治疗大全》）

生地20g，山药30g，山茱萸20g，丹皮10g，茯苓15g，泽泻15g，炒白芍15g，柴胡10g，栀子10g，川楝子10g，大枣10g，龟甲（先煎）10g，丹参20g，当归10g，黄芪30g，白术15g，白花蛇舌草30g，蚤休30g。水煎服。

［**治疗原则**］益气养阴，清热解毒。

【辨病用方】

肝癌的辨病治疗，一方面要注重扶正，以提高机体免疫功能，达到扶正抗癌的目的；一方面要注重祛邪，如清热解毒、活血化瘀、软坚散结、以毒攻毒等方法的合理运用，以求直接抗癌的效果。

1.中晚期肝癌

[**治疗方剂**]化岩汤(《江西中医药》)

黄芪50g，丹参20g，白芍15g，蚤休20g，䗪虫10g，桃仁10g，白花蛇舌草30g，茯苓10g，炙鳖甲10g，党参15g，白术10g，枳壳10g，莪术10g，薏苡仁30g。水煎服。

[**治疗原则**]补气活血，行气化痰，清热解毒。

[**加减法**]

肝区痛甚者：加延胡索；

湿热重者：加大黄、茵陈；

纳呆、腹胀者：加白豆蔻、谷芽；

阴虚甚者：加麦冬、枸杞子。

2.晚期肝癌腹胀食欲不振

[**治疗方剂**]加味异功散(《四川中医》)

黄芪30g，太子参30g，白术15g，麦芽15g，苍术15g，茯苓15g，甘草6g，陈皮10g，枳壳12g，白茅根12g。水煎服。

[**治疗原则**]益气健脾。

[**加减法**]

黄疸口苦者：加茵陈、泽泻；

尿少者：加泽泻、薏苡仁；

上消化道出血者：加仙鹤草、紫草、云南白药；

腹胀者：加乌药；

腹水者：加大腹皮、泽泻；

呕吐者：加制半夏；

苔白腻者：加藿香、砂仁；

苔黄者：加茵陈、龙胆草。

【对症治疗】

肝癌的对症用方，主要针对主症、并发症以及手术后、介入后和放疗、热疗后综合征等的中医药治疗。

1.肝癌疼痛

[**治疗方剂**]速效止痛拔癌膏（《中医函授通讯》）

蜈蚣3条，壁虎2条，冰片5g，水蛭5g，全蝎10g，䗪虫10g，生草乌10g，马钱子1g，黄药子30g，五倍子15g。以上药物共研为细末，用陈醋调成稀糊状，外敷疼痛剧烈的对应体表部位及相应腧穴。敷药厚度0.1～0.2cm，上敷纱布、塑料薄膜各1层，再用胶布固定。24小时换药1次。

[**治疗原则**]解毒止痛抗癌。

2.肝癌腹水

[**治疗方剂**]消水Ⅱ号（《中医杂志》）

生黄芪30g，牵牛子9g，车前子24g，猪苓30g，桂枝12g，大腹皮15g，莪术30g，桃仁12g，生薏苡仁45g。上药按一定比例配方，加工成外用软膏剂。用时于剑突至脐下10cm、两侧至腹中线磨一薄层，再加敷料固定，1日1次，连续应用15日。1日1剂。

[**治疗原则**]益气养阴，活血利水。

3.肝癌常见并发症

（1）消化道出血。

[**治疗方剂**]三黄泻心汤加减（《中华肿瘤治疗大全》）

黄芩10g，黄连10g，大黄5g，法半夏10g，党参10g，地榆15g，甘草5g。水煎服。

[**治疗原则**]清热解毒，凉血止血。主治肝癌合并消化道出血。

[**加减法**]

虚寒出血者：去黄芩、大黄，加干姜5g，制附片5g。

（2）肝性脑病。

①安宫牛黄丸、紫雪丹、至宝丹酌情选用。

[**治疗原则**]

清热解毒、醒神开窍。

②清开灵注射液：静脉滴注，1次20～40ml，1日1次，用10%葡萄糖

注射液200ml或用生理盐水100ml稀释使用。

4.手术、介入、放疗热疗后

手术、介入、放疗后的中医药调理治疗时间一般1个月左右，然后转入常规治疗。

（1）手术后治疗　手术后多损伤气血，治宜气血双补，同时兼以健脾和胃、化瘀解毒。

[**治疗方剂**]肝癌术后方（《中西医结合肝病杂志》）

党参10g，黄芪10g，白芍10g，紫菀10g，枳壳10g，浙贝10g，白蒺藜15g，炒薏苡仁15g，制鳖甲15g，怀山药20g，白花蛇舌草40g。水煎服。

[**治疗原则**]健脾理气，养血柔肝，清热解毒。

[**加减法**]

阴虚者：加沙参、石斛、黄精；

湿热重者：加黄芩、茵陈、山栀；

气滞者：加苏梗、木香、青皮、郁金；

血瘀者：加桃仁、赤芍；

白细胞减少者：加黄精、枸杞子、当归。

（2）介入治疗后损肝肾、伤脾胃，治宜补益肝肾，理气和胃，化瘀解毒。

[**治疗方剂**]加减参苓白术散（《陕西中医》）

党参30g，怀山药18g，茯苓18g，白术15g，扁豆15g，薏苡仁15g，甘草6g，陈皮6g。水煎服。

[**治疗原则**]益气健脾祛湿。

[**加减法**]

腹痛者：加延胡索、佛手、郁金、川楝子；

呕吐并胃纳差者：加吴茱萸、麦芽、神曲；

发热者：加石膏、柴胡。

（3）放疗热疗后治疗肝癌放疗、热疗后多伤阴损胃，治宜养阴和胃、疏肝理气、清热解毒。

［**治疗方剂**］沙参麦冬汤加减（《经验方》）

沙参10g，麦冬10g，怀山药15g，竹茹10g，法半夏10g，砂仁10g，枳壳10g，陈皮10g，青皮10g，太子参15g，黄芪30g，茯苓10g，白花蛇舌草30g，半枝莲30g，甘草5g。水煎服。

［**治疗原则**］养阴和胃，疏肝理气，清热解毒。

［**加减法**］

肝区疼痛者：加延胡索、川楝子；

呕血或便血者：加地榆炭、仙鹤草、三七粉（冲服）；

口干舌燥明显者：加麦冬、石斛；

黄疸明显、尿赤者：加茵陈、栀子、金钱草。

四、胰腺癌

胰腺癌系指来源于胰腺导管上皮的恶性肿瘤。胰腺癌的发病与吸烟、饮酒、糖尿病、胰腺炎、胆石症、饮食中高脂肪、高动物蛋白等有关，尤其与吸烟、饮酒关系密切。

本病相当于中医病名国家标准的胰癌，亦属于伏梁、腹痛、黄疸、积聚、癥瘕等范畴。中医认为，本病与肝脾胃关系密切，主要病因病机为七情内伤、外邪侵袭、饮食失宜，致肝脾损伤、脏腑失和、湿毒内蕴、气滞血瘀日久而形成本病。

【辨证用方】

本病之病因病机以气血痰湿互阻，湿热邪毒内攻，脾胃气阴两虚为特点，故其治疗则当行气活血、化痰散结以祛其邪，益气健脾、养阴和胃以补其虚。常用辨证与辨病相结合，再随症加减的方法。

1.湿浊阻遏证

［**临床表现**］胸脘痞闷，头重身困，恶心欲呕，纳呆，腹部隐痛，身目俱黄，黄色晦暗，口干不欲饮，大便溏薄，舌质淡，苔白腻，脉沉细或

沉迟。

[**治疗方剂**]加减茵陈五苓散(《中华肿瘤治疗大全》)

茵陈30g，猪苓12g，茯苓12g，白术10g，泽泻15g，桂枝10g，菝葜20g，陈皮10g，法半夏10g，石见穿30g，山慈菇30g，甘草5g。水煎服。

[**治疗原则**]利湿化浊解毒。

[**加减法**]

脾阳不振，寒湿阻遏明显者：加制附片、干姜；

湿邪郁而化热者：加藿香、黄芩、薏苡仁。

2.气血瘀滞证

[**临床表现**]脘腹胀满，恶心呕吐或呃逆，上腹疼痛呈持续性，痛处固定，腹中痞块，面目发黄而晦黯，形体消瘦，舌质青紫，或有瘀斑，苔薄，脉弦细或涩。

[**治疗方剂**]金铃子散合失笑散加味(《中华肿瘤防治大全》)

延胡索30g，川楝子10g，五灵脂20g，蒲黄20g，八月札20g。水煎服。

[**治疗原则**]行气活血，软坚散结。

[**加减法**]

上腹胀痛较甚者：可加枳壳、厚朴；

疼痛较重者：可加制乳香、制没药；

积块较硬者：可加三棱、莪术；

大便不通者：可加大黄、火麻仁；

食欲不振者：可加鸡内金、炒山楂。

3.肝郁蕴热证

[**临床表现**]脘胁胀满，腹痛拒按，身目发黄，纳呆，嗳气恶心，烦躁易怒，发热，小便黄赤，大便干结，舌质红而燥，苔黄厚腻，脉弦数或滑数。

[**治疗方剂**]加减茵陈蒿汤(《百病良方》)

茵陈30g，栀子12g，大黄6g，柴胡12g，败酱草30g，半枝莲30g，白花蛇舌草30g，虎杖30g，莪术15g，甲珠15g。水煎服。

[**治疗原则**]疏肝利胆，清热解毒。

[**加减法**]

发热，小便短赤者：加生石膏、知母、车前草。

4.气血亏损证

[**临床表现**]腹胀隐痛，扪及包块，纳差、倦怠乏力，全身消瘦，面色萎黄，舌质淡，或有瘀点、瘀斑，苔薄白，脉沉细。

[**治疗方剂**]加减十全大补汤（《中华肿瘤治疗大全》）

生黄芪15g，潞党参15g，全当归15g，炒白术12g，大熟地15g，茯苓15g，猪苓15g，鸡血藤30g，炙鳖甲（先煎）9g，枸杞子12g，浙贝母15g，炮山甲（先煎）10g，蚤休30g，甘草6g。水煎服。

[**治疗原则**]补益气血，化瘀软坚。

[**加减法**]

兼脾虚湿困者：加薏苡仁、砂仁、陈皮、法半夏；

积块日久、阴伤甚而见舌红无苔、脉细数者：加生地、北沙参、石斛；

呕血，便血者：加槐花、地榆炭、大黄粉。

【辨病用方】

胰腺癌的辨病治疗，当注重正虚、瘀毒、湿浊三个方面。根据肿瘤病期早晚、患者体质强弱，选用或合用健脾和胃，化瘀解毒，利湿化浊等治疗方药。

1.胰腺癌各期体质较实者

[**治疗方剂**]柴胡龙胆汤（《浙江中医杂志》）

柴胡12g，龙胆草6g，栀子9g，黄芩9g，黄连3g，生地15g，丹参12g，大黄9g，蒲公英15g，白花蛇舌草30g，土茯苓30g，薏苡仁30g，茯苓12g，郁金12g。水煎服。

[**治疗原则**]清热解毒，活血化瘀。

2.胰腺癌中晚期体质较虚者

[**治疗方剂**]铁树牡蛎汤（上海中医学院附属曙光医院方）

煅牡蛎（先煎）30g，夏枯草30g，白花蛇舌草30g，铁树叶30g，海藻

12g，海带12g，漏芦12g，当归12g，赤芍12g，白芍12g，白术12g，丹参15g，党参15g，茯苓15g，川楝子9g，郁金9g。水煎服。

[**治疗原则**]健脾和胃，理气活血，软坚消癥。

[**加减法**]

血瘀者：加桃仁、穿山甲、王不留行；

癥积者：加制鳖甲、望江南；

脾胃虚弱者：加陈皮、木香、太子参、黄芪、薏苡仁等；

湿热者：加茵陈、车前草、金钱草、虎杖。

3.胰腺癌肝转移

[**治疗方剂**]大柴胡汤加减（《山西中医》）

柴胡10g，黄芩10g，清半夏10g，党参10g，丹参10g，广木香10g，金钱草15g，龟甲（先煎）10g，枳壳10g，山慈菇20g，山甲珠10g，茵陈15g，栀子10g，炒山楂10g，炒麦芽10g，神曲10g，甘草5g。水煎服。

[**治疗原则**]清热利湿，活血解毒。

4.胰腺癌骨转移

[**治疗方剂**]藤黄二乌散（《中华肿瘤治疗大全》）

藤黄180g，川乌120g，生草乌120g，白及120g，山慈菇120g，木芙蓉120g，归尾120g，制乳香120g，制没药120g，全蝎150g，冰片20g。共研细末，取适量，用温开水调成糊状，外敷。

[**治疗原则**]活血解毒止痛。

【对症治疗】

胰腺癌的对症用方，主要根据患者主要症状（如疼痛、黄疸、呕吐等），是否手术或放疗、化疗等治疗。术后治疗以益气养血，健脾理气为主，放疗患者以健脾理气，养阴清热为主，化疗患者以健脾益气，利湿和中为主。

1.胰腺癌手术后专方

（1）胰腺癌手术后气血不足。

[**治疗方剂**]加减八珍汤（《中华肿瘤治疗大全》）

当归12g，川芎10g，熟地19g，白芍10g，人参（蒸兑）10g，白术

10g，茯苓12g，陈皮10g，生姜3片，大枣2枚，柴胡10g，广木香10g，肿节风20g，半枝莲15g，炙甘草5g。水煎服。

[治疗原则]益气养血，健脾理气。

[加减法]

发热、寒战、小便黄赤、舌红苔黄腻、脉弦数或滑数者：改熟地为生地，加茵陈、金钱草、生石膏、郁金；

血瘀明显者：去熟地，加桃仁、丹参；

术后黄疸不退者：加茵陈、田基黄；

腹胀疼痛者：加隔山消、延胡索、郁金。

（2）胰腺癌手术后腹胀纳差。

[治疗方剂]加味六君汤（《中西医结合治疗肿瘤病》）

党参30g，茯苓15g，白术12g，陈皮8g，法半夏12g，山药30g，神曲12g，鸡内金10g，谷芽30g，麦芽30g，甘草10g。水煎服。

[治疗原则]健脾和胃。

[加减法]

湿热重者：选加藿香、薏苡仁；

黄疸明显者：选加绵茵陈、田基黄、金钱草；

瘀血甚者：选加三棱、红花、三七粉（冲服）等；

呕血，便血者：选加白及、血余炭、槐花、地榆炭等。

（3）胰腺癌手术后肠胀气。

[治疗方剂]柴胡疏肝散加减（《中西医结合治疗肿瘤病》）

柴胡12g，白芍15g，枳实12g，川芎10g，香附10g，厚朴10g，佛手10g，莱菔子15g，虎杖30g，甘草10g。水煎服。

[治疗原则]理气通便。

[加减法]

黄疸明显者：选加绵茵陈、田基黄、金钱草；

瘀血甚者：选加三棱、红花、三七粉（冲服）等；

呕血，便血者：选加白及、血余炭、槐花、地榆炭等。

2.胰腺癌放疗后专方

（1）胰腺癌放疗后脾虚气弱。

［**治疗方剂**］癌复康方加减（《经验方》）

白参（蒸兑）10g，茯苓10g，白术10g，黄芪10g，陈皮10g，女贞子10g，旱莲草10g，枸杞10g，菟丝子10g，白花蛇舌草30g，甘草5g。水煎服。

［**治疗原则**］健脾益肾，扶正固本。

［**加减法**］

恶心欲吐明显者：加法半夏、姜竹茹、砂仁；

血象下降者：加仙灵脾、锁阳、巴戟天；

心悸气短者：加远志、炒酸枣仁、石菖蒲；

谷丙转氨酶高者：加茵陈、蒲公英、虎杖。

（2）胰腺癌放疗后口干发热。

［**治疗方剂**］一贯煎合益胃汤加减（《中西医结合治疗肿瘤病》）

生地黄15g，当归6g，沙参30g，麦冬15g，玉竹15g，黄精30g，半枝莲30g，石膏30g，甘草6g。水煎服。

［**治疗原则**］益胃生津。

［**加减法**］

脾阳不振者：选加制附子、干姜等；

脾虚湿困者：选加春砂仁、佩兰、陈皮、薏苡仁等；

腹胀明显者：选加大腹皮、莱菔子等；

黄疸明显者：选加绵茵陈、田基黄、金钱草等。

3.胰腺癌化疗后专方

［**治疗方剂**］陈夏六君汤加味（《中西医结合治疗肿瘤病》）

党参30g，茯苓15g，白术12g，陈皮8g，法半夏12g，怀山药30g，神曲12g，鸡内金10g，谷芽30g，麦芽30g，甘草10g。水煎服。

［**治疗原则**］健脾和胃。

[**加减法**]

湿热重者：选加藿香、薏苡仁等；

黄疸明显者：选加绵茵陈、田基黄、金钱草等；

瘀血甚者：加三棱、红花、三七粉（冲服）等；

呕血，便血者：选加白及、血余炭、槐花、地榆炭等。

4.胰腺癌疼痛专方

[**治疗方剂**]三王止痛膏（《经验方》）

大黄50g，马钱子15g，全蝎30g，干蟾皮30g，蚤休60g，山慈菇60g，姜黄50g，麝香1g，冰片10g，红花40g，桃仁50g，当归50g，血竭30g，莪术50g，蜈蚣30g，桂枝60g，制乳香、制没药各30g，细辛15g，各为细末和匀。取酌量药粉调入凡士林内，摊于纱布上，贴敷肿块处，隔日一换。

[**治疗原则**]化瘀软坚，解毒止痛。

五、大肠癌

大肠癌为结肠癌、直肠癌等的统称，是指发生在盲肠、阑尾、升结肠、横结肠、降结肠、乙状结肠、直肠及肛门等部位的恶性肿瘤。大肠癌的发生与饮食关系密切，如高脂肪、高动物蛋白、少纤维等。遗传因素、大肠慢性炎症、大肠腺瘤、血吸虫病、放射线损害和其他因素亦有影响。

本病相当于中医病名国家标准的肠癌，亦属于肠蕈、脏毒、肠澼、癥瘕、锁肛痔、便血等范畴。中医认为本病的主要病因病机为饮食不节、肥甘厚味、过食炙煿、喜怒不测、房劳太过、阴阳失调、脏腑虚弱，湿热蕴毒，壅塞肠中，气血瘀阻，结为癌瘤。

【辨证用方】

大肠癌的辨证，当辨明热、寒、虚、实证。以腹胀疼痛、大便脓血、里急后重、肛门灼热为主症者，多为热证（湿热）、实证；以腹部隐痛、便血黯淡、肛门坠胀为主症者，多为虚证、寒证。证属实热者，治以清热利湿、化瘀解毒为主，证属虚寒者，治以温中健脾、软坚散结为主。

1.湿热蕴结证

[临床表现]腹部阵痛，大便脓血，里急后重，肛门灼热，或有发热，舌质红，苔黄腻，脉滑数。

[治疗方剂]加减白头翁汤(《中级医刊》)

白头翁30g，黄柏12g，黄连5g，秦皮15g，广木香15g，厚朴15g，苍术15g，赤芍12g，槐花20g，甘草5g，败酱草30g，生薏苡仁30g，白花蛇舌草30g。水煎服。

[治疗原则]清热燥湿，凉血解毒。

[加减法]

痛引两胁者：加柴胡、郁金；

热结便秘者：加大黄；

便血多者：加地榆炭、炒荆芥、三七粉(冲服)。

2.瘀毒内结证

[临床表现]烦热口渴，腹痛腹胀，大便脓血，血色紫黯，里急后重，舌质紫黯或有瘀点，脉滞涩或细数。

[治疗原则]清热解毒，化瘀软坚。

[治疗方剂]加减桃红四物汤(《癌症的治疗与预防》)

当归10g，川芎10g，赤芍15g，桃仁10g，红花5g，枳壳10g，乌药10g，丹皮10g，香附10g，延胡索10g，红藤30g，半枝莲30g。水煎服。

[治疗原则]养血，活血，逐瘀。

[加减法]

腹硬满而痛者：加川楝子、炮山甲、丹参；

里急后重者：加广木香、藤梨根；

腹内结块而体实者：加三棱、莪术；

大便秘结属体虚者：加火麻仁、郁李仁、柏子仁；

体实便秘者：加生大黄、枳实、玄明粉。

3.脾胃虚寒证

[临床表现]腹胀隐痛，大便带血，血色黯淡，久泻不止，面色萎黄，

四肢不温，舌质淡，苔薄白，脉沉细无力。

［**治疗方剂**］附子理中汤合四神丸加减（《临床中医肿瘤学》）

党参15g，白术10g，茯苓10g，炙甘草3g，干姜10g，制附子（先煎）10g，肉豆蔻10g，补骨脂10g，五味子10g，吴茱萸10g，生薏苡仁30g，白花舌蛇草20g。水煎服。

［**治疗原则**］温补脾肾，益气固涩。

［**加减法**］

若肾阳虚明显者：加仙灵脾、巴戟天、肉桂；

便血量多色黯者：加灶心土、艾叶；

大便无度者：加诃子、白槿花、罂粟壳；

兼腹水尿少者：加白茅根、大腹皮、茯苓皮。

4.脾虚下陷证

［**临床表现**］腹部坠胀，气短懒言，食少乏力，大便稀溏，面色苍白，甚则脱肛，舌质淡胖，苔薄白，脉沉细无力。

［**治疗原则**］益气健脾，升阳举陷。

［**治疗方剂**］加减参苓白术散（《陕西中医》）

党参15g，白术12g，苍术12g，茯苓20g，薏苡仁30g，扁豆30g，白芍30g，儿茶6g，石榴皮15g，半枝莲30g，厚朴12g，广木香12g，甘草6g。水煎服。

［**治疗原则**］健脾化湿，清热解毒。主治大肠癌。

［**加减法**］

肛门坠胀者：加黄芪、升麻、葛根；

纳呆者：加炒山楂、炒麦芽。

5.气血双亏证

［**临床表现**］面色苍白，肌肤甲错，头昏眼花，心悸气短，体瘦腹满，腹胀硬满拒按，舌淡红，苔薄白，脉细弱。

［**治疗原则**］益气补血，健脾养心。

［**治疗方剂**］加减八珍汤（《中华肿瘤治疗大全》）

当归15g，白芍10g，熟地15g，川芎10g，党参15g，白术10g，茯苓10g，升麻5g，生黄芪15g，炙甘草5g，白花舌蛇草20g。水煎服。

［**治疗原则**］补气益血，扶正固本。

［**加减法**］

兼心悸失眠者：加炒枣仁、柏子仁、远志；

脱肛下坠、大便频繁者：加柴胡、白槿花、诃子；

大便带血者：加艾叶、三七（冲服）、灶心土。

【辨病用方】

大肠癌的辨病治疗，当注重虚、瘀、毒三个方面。根据肿瘤病期早晚、患者体质强弱，选用或合用健脾和胃、化瘀解毒等治疗方药。

1.大肠癌各期体质较实者用方

［**治疗方剂**］二槐蛇草汤（《浙江中医杂志》）

①白花蛇舌草35g，槐角35g，槐花35g，龙葵20g，当归10g，仙鹤草30g，生黄芪10g，败酱草10g，穿山甲15g，昆布15g，三七参5g，生大黄5g，黄药子30g。水煎服。②槐花15g，鸦胆子15g，皂角刺10g，血竭10g，白花蛇舌草40g，生大黄40g，败酱草40g。水煎灌肠。③鲜大葱9根，大枣（去核）21枚，巴豆（去壳）21粒，黑砒霜10g。共捣成饼，掌心握药。

［**治疗原则**］益气活血，化瘀解毒。

［**加减法**］

便血不止者：加茜草、阿胶；

大便不畅者：加炒莱菔子、火麻仁；

肿块不消者：加皂角刺、野百合；

小腹坠胀者：加生黄芪、木香；

脱肛不收者：加莲子、刺猬皮；

小便涩滞者：加猪苓、海金沙；

淋巴结转移者：加黄药子、石上柏；

子宫转移者：加野百合、半枝莲；

肺转移者：加鱼腥草、全瓜蒌；

肝转移者：加铁树叶、刘寄奴。

2.大肠癌中晚期体质较虚者用方

［**治疗方剂**］复方三根汤（《辽宁中医杂志》）

藤梨根、虎杖根、野葡萄根各30～60g，党参、白术、茯苓、八月札各15g，生薏仁30g，生山楂12g，甘草6g。水煎服。

［**治疗原则**］益气健脾，清热解毒。

［**加减法**］

便秘者：加生大黄、望江南、全瓜蒌；

腹胀者：加广木香、大腹皮；

疼痛者：加延胡索、川椒、全蝎；

呕恶者：加姜半夏、姜竹茹；

便血者：加仙鹤草、地榆炭；

远处淋巴结转移者：加山豆根、蜈蚣；

化疗后白细胞减少者：加仙茅、仙灵脾、羊蹄根；

阴虚者：加北沙参、枸杞子、丹皮。

【对症治疗】

大肠癌的对症用方，除根据患者主要症状进行选择外，当区分是否手术或放疗、化疗等治疗。术后治疗以健脾补益气血为主，放疗患者以养阴清热解毒为主，化疗患者以健脾和胃、益肾养血为主。

1.大肠癌手术后专方

（1）脾气虚、湿热蕴结型大肠癌。

［**治疗方剂**］肠益煎（《浙江中西医结合杂志》）

太子参15g，白术10g，茯苓10g，怀山药15g，黄连6g，木香10g，枳实10g，地榆10g，半枝莲30g，土茯苓30g，蜀羊泉10g。水煎服。

［**治疗原则**］健脾益气，清热利湿。主治脾气虚、湿热蕴结型大肠癌。

（2）肠癌术后肠梗阻（早期炎性）。

［**治疗方剂**］加味大承气汤（《浙江中医杂志》）

生大黄（后下）10～15g，枳壳10g，厚朴10g，红藤30g，金银花30g，玄明粉（冲服）9g，广木香9g。水煎服，配合葱白醋炒外敷腹部。

[治疗原则] 通腑泄热。

（3）直肠癌术后长期黏液脓血便。

[治疗方剂] 熏蒸方（《现代中西医结合杂志》）

苦参10g，五倍子30g，龙葵30g，马齿苋40g，败酱草30g，黄柏15g，土茯苓30g，山豆根20g，黄药子30g，枯矾3g，漏芦30g，冰片少许（后下）。水煎，坐蒸，1日2次，1次30分钟。

[治疗原则] 清热利湿，祛腐生肌。

2.大肠癌化疗后专方

[治疗方剂] 癌复康方加减（《经验方》）

黄芪20g，党参20g，白术15g，茯苓15g，砂仁10g，陈皮12g，法半夏12g，怀山药20g，炒麦芽15g，炒谷芽15g，女贞子12g，旱莲草12g，肉苁蓉12g，菟丝子10g，莪术12g，白花蛇舌草20g，甘草5g。水煎服。

[治疗原则] 健脾益肾，活血解毒。

[加减法]

头昏乏力者：加红参或白参；

汗多者：加煅牡蛎（先煎）、五味子。

3.肠癌放疗后专方

[治疗方剂] 扶正养阴方（《经验方》）

黄芪30g，党参15g，太子参15g，白花蛇舌草15g，茯苓12g，白术12g，甘草3g，人参8g，麦冬20g，沙参20g，玉竹20g，丹参20g。水煎服。

[治疗原则] 益气养阴。

[加减法]

便血者：加大黄炭、地榆炭、生地炭；

失眠多梦者：加炒枣仁。

4.肠癌便血

[治疗方剂] 当归地榆汤（《肿瘤的辨证施治》）

当归9g，地榆12g，槐花6g，生黄芪12g，茯苓12g，紫草根12g，天龙2条，三七粉（冲服）2g。水煎服。

［**治疗原则**］清热凉血，益气养血。主治大肠癌便血。

5.肠癌疼痛

［**治疗方剂**］肠癌栓（《中西医临床肿瘤学》）

硇砂3g，鸦胆子9g，乌梅肉15g，冰片1.5g，辅剂适量，1次1粒塞肛，1日1～2次。

［**治疗原则**］清热解毒，消肿止痛。

血液系统肿瘤

一、急性白血病

白血病是一类起源于造血（或淋巴）干细胞的恶性疾病。其发病与遗传、原子弹爆炸、职业性暴露于低剂量辐射、长期大量吸烟、职业性苯接触、病毒感染以及放、化疗治疗均有密切的关系。

本病相当于中医病名国家标准的恶核，亦属于中医热劳、急劳、血证、温病、积聚、痰核等范畴。中医认为本病的主要病因病机为正气不足，先天胎毒内伏，外感湿热毒邪，致热毒蕴结，伤营动血，内因劳倦、饥饱、房欲、七情所伤，耗气伤阴，骨髓受损，发为本病。

【辨证用方】

急性白血病的辨证治疗，应根据其不同阶段辨明虚实。虚证有气阴两虚、气血阴阳俱虚、阴竭阳微之不同，实证有毒、瘀、痰之分，分别采用不同治法。

1.热邪炽盛证

[**临床表现**]发病急骤，壮热，汗出不解，口渴欲饮，烦躁不安，头痛较甚，腰背酸痛，唇焦少津，尿黄便干，舌质红，苔黄，脉洪数。

[**治疗方剂**]白虎解毒汤（《经验方》）

生石膏（先煎）30g，水牛角（先煎）30g，知母15g，竹叶10g，黄连5g，黄芩15g，黄柏10g，栀子10g，连翘15g，大黄10g，陈皮10g，仙鹤草30g，白花蛇舌草30g，蚤休30g，甘草5g。水煎服。

[**治疗原则**]泻火解毒，清热生津。

[**加减法**]

热势嚣张者：加金银花、野菊花、紫花地丁；

胸闷呕恶，苔厚腻者：加佩兰、白蔻仁；

热入营血，内窜心包，扰乱神明，神昏谵语者：加服安宫牛黄丸，或服至宝丹。

2.热盛伤血证

［**临床表现**］壮热谵语，胸中烦闷，口渴，便秘，皮肤出现青紫斑点或斑块，或伴有鼻衄、齿衄、便血、尿血，舌质红或绛绛，苔黄，脉弦数。

［**治疗原则**］清热凉血，化瘀解毒。

［**治疗方剂**］牛角凉血汤（《经验方》）

水牛角（先煎）30g，丹参15g，麦冬15g，白茅根30g，茜草炭15g，仙鹤草30g，黄连3g，青黛（冲服）3g，白花蛇舌草30g，蚤休30g。水煎服。

［**加减法**］

高热烦躁者：加生石膏（先煎）、板蓝根、竹叶；

抽搐动风者：加钩藤（后下）、炙全蝎粉；

出血不止者：加阿胶（烊化）、三七粉（冲服）、云南白药（分吞）；

齿衄、舌衄者：加生蒲黄（布包）煎汤漱口；

兼见关节肿痛者：加牛膝、木瓜。

3.气阴两虚证

［**临床表现**］神疲乏力，语音低微，自汗微汗，口渴，食纳减少，手足心热，反复低热，头晕少寐，皮肤紫癜或衄血，舌质淡或偏红，苔薄黄或花剥，脉细弱。

［**治疗方剂**］生脉二至汤（《临床中医肿瘤学》）

人参10g，麦冬10g，五味子10g，女贞子10g，旱莲草10g，白花蛇舌草20g，甘草5g。水煎服。

［**治疗原则**］益气养阴，佐以活血解毒。

［**加减法**］

临床运用时加入活血解毒之品，如川芎、丹参、当归、虎杖、金银花、连翘、半枝莲等；

如有胁下肿块者：加三棱、莪术、地龙等；

有颈项痰核者：加半夏、胆南星、浙贝母等；

脾气虚弱，饮食不振，腹胀明显者：加茯苓、白术、陈皮、枳壳、砂仁、焦三仙等；

自汗明显者：加浮小麦、麻黄根、煅龙骨、煅牡蛎等；

潮热盗汗明显者：加青蒿、地骨皮、银柴胡等。

4.脾肾阳虚证

[**临床表现**]气短乏力，形寒肢冷，消瘦纳呆，自汗，便溏，四肢浮肿，腰酸膝软，皮肤散在青紫斑点或斑块，舌质淡，边有齿痕，苔薄白而润，脉沉弱。

[**治疗方剂**]加味右归丸(《中华肿瘤治疗大全》)

熟地12g，制附片(先煎)10g，肉桂5g，山药12g，山茱萸10g，菟丝子12g，当归12g，杜仲12g，鹿角胶(烊化)10g，枸杞子12g，党参15g，白术12g，蚤休20g，臭牡丹20g。水煎服。

[**治疗原则**]温补脾肾。主治急性白血病。

[**加减法**]

阳痿者：加仙茅、巴戟天、补骨脂、肉苁蓉；

久病，脾虚较甚，腹泻不止者：加红参(蒸兑)、干姜、茯苓、诃子。

【辨病用方】

急性白血病的辨病治疗，当注重虚、瘀、毒三个方面，且多为虚实夹杂。根据病变类型、病期早晚、患者体质强弱，选用或合用益气养血、化瘀解毒等治疗方药。常用抗癌中草药有白花蛇舌草、广豆根、半边莲、土茯苓、贝母、防己、雄黄、砒石、蟾酥等。

1.急性白血病通用方

[**治疗方剂**]清白汤(《吉林中医药》)

白花蛇舌草12g，大青叶12g，半枝莲12g，金银花12g，紫草12g，龙葵10g，生地15g，牡丹皮10g，赤芍10g，夏枯草12g，连翘10g。水煎服。

[**治疗原则**]清热凉血，化瘀散结。

[**加减法**]

口腔溃疡、牙龈肿痛者：加黄连、玄参；

出血严重，属于热毒迫血妄行者：加煅人中白、紫珠、大黄炭、白茅根或用鲜生地汁冲服；

高热不退者：加羚羊角（研末冲服）或健康幼童小便送服安宫牛黄丸；

头痛、骨关节疼痛剧烈者：加全蝎、地龙；

出现抽搐者：加天麻、钩藤、石决明；

肝脾及淋巴结肿大者：加牡蛎、昆布、玄参；

出现化疗不良反应、骨髓抑制者：加人参、黄芪；

恶心、呕吐者：加陈皮、竹茹、半夏。

2.急性粒细胞白血病用方

［**治疗方剂**］清热解毒方（《抗癌中草药制剂》）

干蟾皮12g，半枝莲30g，板蓝根30g，土大黄30g，蚤休15g，射干9g，白英30g，紫草15g。水煎服。

［**治疗原则**］清热解毒。主治急性粒细胞白血病。

［**加减法**］

气血虚衰者：加黄精、黄芪、党参、熟地、当归；

出血者：加旱莲草、丹皮、大蓟、小蓟、水牛角（吞服）；

感染发热者：加蒲公英、紫花地丁、大青叶、金银花；

高热者：另加生石膏（先煎）。

3.急性淋巴细胞白血病用方

［**治疗方剂**］茵陈天冬汤（《北京中医杂志》）

天冬20g，紫草10g，柴胡10g，半枝莲15g，白芍15g，土茯苓15g，夏枯草15g，全蝎3g，生地30g，熟地30g，茵陈30g。水煎服。

［**治疗原则**］滋阴清热解毒。主治急性淋巴细胞白血病。

4.急性髓性白血病方

［**治疗方剂**］扶正祛邪方（桂林医学院附属医院血液科方）

水牛角（蒸兑）10g，生地20g，白芍20g，黄芩15g，栀子15g，地骨皮15g，连翘15g，白花蛇舌草20g，鳖甲（先煎）10g，党参10g，丹参15g，阿胶15g（烊化），黄芪20g，黄精20g，紫河车10g，当归10g。水煎服。

［**治疗原则**］益气养血，滋阴补肾，清热解毒，凉血散邪。

[加减法]

化疗间隙期加用知柏地黄丸。

【对症治疗】

急性白血病的对症用方，除根据患者主要症状进行选择外，当区分是否化疗，化疗患者以健脾和胃、益肾养血为主。

1.急性白血病化疗后专方

(1)正虚邪毒未尽。

[治疗方剂]癌复康方加减(《经验方》)

炙黄芪15g，党参10g，当归10g，熟地10g，夏枯草15g，补骨脂10g，女贞子10g，旱莲草10g，仙茅10g，仙灵脾10g，菟丝子30g，锁阳10g，巴戟天10g，白花蛇舌草30g。水煎服。

[治疗原则]健脾益肾，补气养血。

[加减法]

饮食不振，腹胀明显者：加茯苓、白术、陈皮、枳壳、砂仁、焦三仙等；

胸闷呕恶、苔厚腻者：加佩兰、白蔻仁。

(2)食欲不振。

[治疗方剂]健脾和胃方

党参15g，白术10g，茯苓10g，陈皮10g，清半夏10g，砂仁10g，旋覆花(布包)10g，代赭石(先煎)15g，焦山楂10g，女贞子10g，旱莲草15g，蚤休30g，大枣15g，甘草5g。水煎服。

[治疗原则]健脾降逆，消食止呕，益气凉血。

[加减法]

腹泻者：加神曲；

气虚多汗者：加黄芪、煅牡蛎；

口渴引饮、口苦苔黄者：加黄连、连翘；

腹胀腹痛者：加厚朴、香附；

头晕体乏者：加枸杞子、仙灵脾、黄芪；

牙龈出血、皮肤瘀斑者：加阿胶（烊化）、仙鹤草。

（3）肺部感染。

［**治疗方剂**］解毒宣肺方（中国中医研究院西苑医院方）

金银花15g，土大黄10g，白花蛇舌草10g，连翘10g，石膏（先煎）20g，肥知母15g，杏仁9g，浙贝9g，桔梗5g，芦根10g，桑叶10g，黄芩15g，重楼15g，虎杖15g，柴胡10g。水煎服。

［**治疗原则**］清热解毒，宣肺利气。

（4）骨髓移植后并发症。

［**治疗方剂**］芩莲龙胆饮（中国协和医科大学血液病医院方）

黄芩12g，黄连10g，龙胆草10g，陈皮15g，法半夏12～15g，紫苏19g，厚朴15g，苍术12g，白术10g，砂仁9g，竹茹6g，茯苓15g，薏苡仁20g，焦三仙30g。水煎服。

［**治疗原则**］清热除湿化滞。

［**加减法**］

气虚者：加太子参；

阴虚者：加生地、麦冬、知母、丹皮、女贞子。

（5）手足麻木。

［**治疗方剂**］加减补阳还五汤（《中华肿瘤治疗大全》）

黄芪10g，党参10g，当归10g，地龙10g，丹参30g，鸡血藤30g，赤芍10g，白芍10g。水煎服。

［**治疗原则**］益气活血通络。

［**加减法**］

阴虚甚者：加生地、熟地；

阳虚甚者：加肉桂、附子。

2.发热（《急性白血病骨髓移植后》）

［**治疗方剂**］清热除湿汤（中国协和医科大学血液病医院方）

黄芩12g，黄连10g，栀子10g，生石膏（先煎）30g，薄荷（后下）6g，柴胡10g，丹皮10g，半夏12g，厚朴15g，苍术12g，藿香12g，茯苓

15～20g，白蔻仁12g。水煎服。

[**治疗原则**]清热除湿。

[**加减法**]

阴虚者：去黄连，减半量石膏，加生地、玄参、麦冬、知母、竹叶。

3.出血

(1)鼻出血。

[**治疗方剂**]加减茜根散(《中西医结合实用临床急救》)

茜草根15g，黄芩10g，知母10g，黄柏10g，侧柏叶10g，生地20g，阿胶10g(烊化)，女贞子10g，旱莲草10g。水煎服。

[**治疗原则**]滋阴降火，凉血安络。

(2)急性单核细胞白血病头痛、牙龈出血。

[**治疗方剂**]加减血府逐瘀汤(《中西医结合实用临床急救》)

桃仁10g，赤芍10g，当归10g，川芎10g，生地20g，枳壳6g，桔梗6g，丹皮15g，参三七6g，甘草3g。水煎服。

[**治疗原则**]行气活血，化瘀止血。

(3)白血病鼻出血，牙龈出血，口腔血泡，尿血，大面积紫癜。

[**治疗方剂**]地骨山甲汤

柴胡30g，黄芩30g，生石膏40g，桂枝8g，地骨皮80g，延胡索20g，郁金20g，山茱萸30g，枸杞子30g，炮山甲30g，半枝莲60g，白花蛇舌草30g，栀子20g，金银花20g。水煎服。

[**治疗原则**]滋阴清热。

4.口腔感染

[**治疗方剂**]口康含漱液(湖南医科大学附属湘雅医院方)

细辛6g，生石膏30g，石斛30g，山豆根20g，生地20g等八味中药煎煮制成。

[**治疗原则**]滋阴清热，泻火解毒。

二、慢性粒细胞白血病

慢性粒细胞白血病是一种发生在早期多能造血干细胞上的恶性骨髓增生性疾病，是第一个有染色体标志的白血病亚型，其发病与遗传因素有关。

本病相当于中医病名国家标准的恶核，亦属于虚劳、血证、积聚等范畴。中医认为本病的主要病因病机为先天禀赋异常，加之外感六淫邪毒，内伤于情志、饮食，导致精气内虚、血瘀痰聚毒结，久则气血耗损，肝肾亏虚，邪与营血搏结，脉络瘀阻成积而致本病。

【辨证用方】

慢性粒细胞性白血病的辨证应辨虚实。虚以肾虚、气阴两虚、阳气亏虚多见，实以血瘀、血热为主，是一种虚实夹杂，或本虚标实的疾病。治疗以扶正与祛邪相结合，扶正以补气、养血、滋阴、壮阳，祛邪以清热、解毒、化瘀。

1.瘀血内阻证

［**临床表现**］腹部积块明显，疼痛不移，面黯消瘦，纳减乏力，时有寒热，女子或见月事不下，舌质紫暗或见瘀点，苔薄黄，脉细涩。

［**治疗方剂**］膈下逐瘀汤加减（《经验方》）

桃仁10g，红花10g，当归12g，川芎10g，莪术10g，赤芍10g，法半夏10g，砂仁5g，陈皮10g，香附15g，乌药10g，枳壳10g，白术10g，茯苓10g，青黛（冲）6g，蚤休30g，白花蛇舌草30g。水煎服。

［**治疗原则**］化瘀软坚，清热解毒。

［**加减法**］

发热起伏者：加地骨皮、制鳖甲（先煎）；

头昏乏力者：加党参、黄芪、阿胶（烊化）；

积块大而坚硬作痛者：加服鳖甲煎丸（分吞）；

颈项痰核者：加山慈菇、海藻、牡蛎（先煎）。

2.痰热蕴结证

［**临床表现**］发热，头痛，咽喉肿痛，咳嗽痰黄，鼻衄齿衄，颈项痰核，

腹中结块，神疲乏力，大便不爽，苔黄腻，脉滑数。

[**治疗方剂**]海藻玉壶汤加味

海藻15g，昆布15g，姜半夏10g，青皮10g，陈皮10g，山慈菇15g，贝母10g，胆南星10g，黄芩15g，桑白皮15g，全瓜蒌15g，制鳖甲（先煎）15g，白花蛇舌草30g。水煎服。

[**治疗原则**]软坚散结，清热化痰。主治慢性粒细胞白血病。

[**加减法**]

痰瘀互结者：加三棱、莪术、生牡蛎（先煎）；

痰多胸满者：加厚朴、葶苈子（布包）；

食纳差者：加砂仁、麦芽、谷芽；

便秘者：加枳实、大黄（后下）。

3.肝肾阴虚证

[**临床表现**]低热绵绵，头晕眼花，五心烦热，疲乏盗汗，耳鸣耳聋，腰酸膝软，胸骨疼痛，肝脾肿大，面黑体瘦，舌红无苔，脉弦细数。

[**治疗方剂**]杞菊地黄汤加减（《中华肿瘤治疗大全》）

菊花12g，枸杞子12g，山萸肉10g，生地黄12g，山茱萸10g，山药10g，丹皮10g，知母12g，茯苓12g，泽泻12g，牛膝12g，女贞子12g，半枝莲20g，制鳖甲（先煎）12g，制龟甲（先煎）12g，茜草15g，仙鹤草30g。水煎服。

[**治疗原则**]补益肝肾，清热散瘀。主治慢性粒细胞白血病。

[**加减法**]

低热不退者：加银柴胡、青蒿；

高热者：加柴胡、石膏；

久病阴损及阳者：加补骨脂、巴戟天、肉桂、制附片。

4.气血亏虚证

[**临床表现**]倦怠乏力，眩晕少寐，心悸气短，食纳减少，自汗或盗汗，或见衄血发热，面色萎黄，舌质淡，苔薄，脉细弱。

[**治疗方剂**]归脾汤加味

党参15g，黄芪15g，白术10g，茯苓10g，当归12g，熟地12g，炙远志5g，酸枣仁10g，木香10g，青黛（冲服）6g，半枝莲20g，生姜3片，大枣10枚，炙甘草5g。水煎服。

［**治疗原则**］补气益血，健脾养心。

［**加减法**］

梦多者：加夜交藤、合欢皮；

血虚头昏者：加阿胶（烊化）、鹿角胶（烊化）、紫河车。

【辨病用方】

慢性粒细胞白血病的辨病治疗，当注重虚、瘀、痰、毒四个方面，且多为虚实夹杂。根据病期早晚、患者体质强弱，选用或合用益气养血、化瘀解毒等治疗方药。常根据分型加用抗癌中草药，如青黛、雄黄、砒石、半枝莲、紫草、鳖甲、黄药子、白花蛇舌草等。

1.慢性粒细胞白血病通用方

［**治疗方剂**］清肝化瘀汤（上海中医药大学附属曙光医院方）

三棱10g，莪术10g，黄芩12g，山栀10g，龙胆草6g，赤芍10g，丹皮12g，青蒿12g，地骨皮15g，白花蛇舌草30g，白英15g，狗舌草30g等。水煎服。

［**治疗原则**］清肝化瘀，理气消积。

［**加减法**］

头晕乏力者：加太子参；

食欲不振者：加木香、砂仁（后下）；

口干欲饮者：加生地黄、麦冬、炙龟甲；

盗汗者：加浮小麦、瘪桃干；

失眠烦躁者：加酸枣仁、夜交藤、珍珠母。

［**临床报道**］治疗38例慢性粒细胞白血病，5年生存率为78.9%，中数生存期为71.8个月。

2.慢性白血病加速急变期用方

［**治疗方剂**］益气养阴方（上海中医药大学附属曙光医院方）

太子参15g，天门冬12g，生地12g，青蒿9g，地骨皮9g，白花蛇舌草30g，龙葵9g，半枝莲9g，旱莲草12g，枸杞子12g，制鳖甲（先煎）15g，山豆根12g，连翘9g，忍冬藤9g，鸡内金9g，炙甘草9g。水煎服。

［**治疗原则**］益气养阴。主治慢性粒细胞白血病。

［**临床报道**］应用此方治疗慢粒20例，总有效率为90%。

【对症治疗】

慢性粒细胞性白血病的对症用药，主要结合化疗及针对食欲不振、巨脾等相应症状和合并症采用相应的方药。

1.慢性粒细胞白血病化疗后治疗专方

［**治疗方剂**］癌复康方加减（《经验方》）

党参15g，黄芪15g，白术10g，茯苓10g，砂仁10g，法半夏10g，陈皮10g，女贞子12g，枸杞子10g，肉苁蓉12g，夏枯草15g，生牡蛎（先煎）30g，鸡血藤20g，甘草5g。水煎服。

［**治疗原则**］益气养血。

［**加减法**］

饮食不振，腹胀明显者：加茯苓、白术、陈皮、枳壳、砂仁、焦三仙等；

久病阴损及阳，症见畏寒、阳痿、小便清长、舌质淡、脉沉细无力者：加补骨脂、巴戟天、肉桂、制附片（先煎）。

2.食欲不振

［**治疗方剂**］苏叶三仙汤（《中医杂志》）

陈皮9g，佛手片9g，甘草9g，姜竹茹9g，焦神曲12g，藿香12g，谷芽12g，炒麦芽12g，苏叶梗12g。以上9味药，以1500ml水煎浓缩成500ml，1日3次，1次30ml，温开水送下。

［**治疗原则**］健脾和胃。

［**加减法**］

伍用靛玉红片50mg，1日4次。头昏乏力者：加党参、黄芪、阿胶（烊化）；

腹胀者：加广木香、沉香等。

3.脾肿大用方

[**治疗方剂**]加味青蒿鳖甲汤（上海中医药大学附属曙光医院方）

青蒿（冲兑）12g，制鳖甲（先煎）15g，地骨皮12g，赤芍9g，丹皮9g，三棱9g，莪术9g，丹参12g，白英15g，白花蛇舌草30g，山慈菇9g，山栀子9g，枳壳9g，生大黄9g，生甘草9g。水煎服。

[**治疗原则**]滋阴清热，解毒散结。主治慢性粒细胞白血病脾肿大。

[**临床报道**]配合益气养阴法治疗20例，用药15天开始脾脏缩小，40天左右可复常。

三、恶性淋巴瘤

恶性淋巴瘤是一类起源于淋巴网状系统的恶性肿瘤，分为非霍奇金淋巴瘤和霍奇金淋巴瘤两类。恶性淋巴瘤的发病与免疫功能低下、病毒感染、化学致癌物、放射线、染色体异常以及使用硫唑嘌呤、苯妥因钠等药物有关。

本病相当于中医病名国家标准的恶核，亦属于中医学的石疽、恶核、失荣、痰核、疵痈、阴疽等范畴。中医认为本病的主要病因病机为脏腑虚弱、气机郁结、水湿运化失司，导致气滞血瘀，痰湿内生，痰、瘀、毒互结，气血阴阳受损而产生本病。

【辨证用方】

本病辨证应注意气、阴、阳之虚和痰、瘀、毒之实，分别予以不同的治法。

1.寒痰凝结证

[**临床表现**]初起颈项耳下肿核，不痛不痒，皮色不变，坚硬如石，不伴发热，或形寒畏冷，面色少华，舌质淡红，苔白，脉弦滑。

[**治疗方剂**]消瘰汤加减（《经验方》）

土贝母10g，白芥子10g，陈皮10g，夏枯草15g，山慈菇15g，海藻

15g，皂角刺10g，生南星（先煎）10g，生半夏（先煎）10g，玄参10g，海藻15g，生牡蛎（先煎）30g。水煎服。

[**治疗原则**]化痰散结。

[**加减法**]

神疲乏力者：加黄芪、党参；

腰酸腿软者：加杜仲、牛膝；

纳食不佳者：加砂仁、麦芽、鸡内金。

2.气郁痰结证

[**临床表现**]颈、腋下、鼠蹊部多处痰核累累，腹中结块，伴胸闷胁胀，腹痛不适，不思饮食，形体消瘦，舌质淡红，苔白或黄，脉弦滑。

[**治疗方剂**]逍遥散合二陈汤加减（《经验方》）

柴胡10g，川芎6g，白术10g，茯苓10g，当归10g，赤芍10g，陈皮10g，法半夏10g，香附15g，玄参10g，生牡蛎（先煎）30g，山慈菇15g，夏枯草15g，䗪虫5g，白花蛇舌草30g，蚤休30g。水煎服。

[**治疗原则**]舒肝解郁，化痰散结。

[**加减法**]

午后低热者：加青蒿、知母、银柴胡；

两胁胀痛甚者：加川楝子、郁金、青皮；

痰多者：加白芥子、南星、姜半夏；

胁下积块明显者：加服大黄䗪虫丸。

3.血燥毒热证

[**临床表现**]颈、项、腋下痰核，或见胁下积块，发热不退，口干舌燥，心烦不安，尿黄，大便干结，肌肤红斑，舌质红，苔黄，脉细数。

[**治疗方剂**]四物汤合犀角地黄汤加减（《中华肿瘤治疗大全》）

生地15g，当归12g，白芍11g，川芎10g，水牛角（先煎）30g，丹皮12g，赤芍12g，生石膏（先煎）30g，紫草10g，旱莲草15g，女贞子15g，䗪虫10g，桃仁10g，大黄（后下）10g，白花蛇舌草30g，蚤休30g。水煎服。

［**治疗原则**］养血润燥，凉血解毒。

［**加减法**］

皮肤瘙痒者：加荆芥、地肤子、苦参；

腹痛便血者：加仙鹤草、茜草炭、地榆；

神昏谵语者：加服安宫牛黄丸。

4.气血亏虚证

［**临床表现**］多处痰核未消，眩晕乏力，心悸少寐，神疲懒言，面白无华，舌质淡，苔白，脉细弱。

［**治疗方剂**］归脾汤加味（《中华肿瘤治疗大全》）

黄芪15g，党参15g，白术10g，茯苓10g，当归12g，白芍12g，熟地10g，远志6g，酸枣仁15g，广木香10g，夏枯草15g，山慈菇15g，海藻15g，半枝莲20g，蚤休30g。水煎服。

［**治疗原则**］益气养血，软坚散结。

［**加减法**］

食少便溏者：加山药、薏苡仁、神曲；

盗汗者：加五味子、煅牡蛎（先煎）。

5.肝肾阴虚证

［**临床表现**］午后潮热，口干咽燥，腰酸腿软，头晕眼花，手足心热，夜间盗汗，多处淋巴结肿大，脉细弦或沉细略数，舌质红，薄白苔。

［**治疗方剂**］杞菊地黄汤加减（《经验方》）

熟地10g，山茱萸10g，山药12g，丹皮12g，茯苓12g，泽泻12g，当归10g，枸杞子15g，菊花15g，牛膝12g，地骨皮15g，夏枯草15g，生牡蛎（先煎）20g，白花蛇舌草30g，蚤休20g，甘草5g。

［**治疗原则**］滋补肝肾，解毒散结。主治恶性淋巴瘤。

［**加减法**］

盗汗者：加黄芪、五味子；

心悸失眠者：加酸枣仁、柏子仁、夜交藤；

纳食减少者：加麦芽、陈皮；

大便干结者：加肉苁蓉、火麻仁；

久病阴损及阳，症见畏寒肢冷、阳痿、小便清长、舌质淡、脉沉细无力者：加制附片（先煎）、肉桂、补骨脂、巴戟天；

口干咽燥者：加黄柏、知母。（中国肿瘤）

【辨病用方】

本病辨病治疗，主要在辨证治疗基础上加入常用清热解毒抗癌中草药，如海藻、昆布、夏枯草、山慈菇、露蜂房、广豆根、土茯苓、土贝母等。

1.化痰解毒方（《抗癌良方》）

山豆根30g，土茯苓30g，连翘30g，牛蒡根15g，柴胡9g，土贝母12g，露蜂房30g，板蓝根30g，天花粉15g，玄参30g，鬼针草30g，地锦草30g。水煎服。

[**治疗原则**]化痰解毒。

[**加减法**]

气滞者：加川楝子、香橼皮；

痰多者：加白芥子、白僵蚕、胆南星、法半夏；

虚热者：加胡黄连。

2.活血散积方（《肿瘤的辨证施治》）

天葵子12g，蒟蒻（先煎）24g，水红花子30g，蚤休19g，煅牡蛎（先煎）30g，炙甘草6g，煅瓦楞30g，土茯苓24g。水煎服。

[**治疗原则**]活血散结。

[**加减法**]

神疲乏力者：加黄芪、党参；

两胁胀痛甚者：加川楝子、郁金、青皮。

3.[**治疗方剂**]紫牛散（《辽宁中医杂志》）

牛黄、朱砂各1g，山慈菇、五倍子各20g，雄黄、乳香、没药、全蝎各15g，蜈蚣10g，珍珠15g，鹿角霜20g，鳖甲20g。研末，1次3g，1日3次口服。

[**治疗原则**]清血解毒，祛风破瘀，化痰散结。

［**临床报道**］伍用小剂量化疗，治疗恶性淋巴瘤105例，总有效率为91.4%。

【对症治疗】

恶性淋巴瘤的对症用方，主要根据患者主要症状（如发热、盗汗、疼痛等）、并区分手术或放疗、化疗等不同治疗进行相应选方用药。

1.恶性淋巴瘤手术后用方

［**治疗方剂**］香砂六君子汤加减（《经验方》）

太子参15g，白术10g，陈皮10g，法半夏10g，茯苓皮15g，砂仁5g，黄芪15g，鸡内金5g，广木香10g，枳壳10g，山楂10g，枸杞子10g，女贞子12g，夏枯草20g，白花蛇舌草30g。水煎服。

［**治疗原则**］益气健脾。主治恶性淋巴瘤手术后脾虚气滞者。

［**加减法**］

大便干结者：加瓜蒌仁、杏仁、麻子仁；

口腔溃疡者：加儿茶、蒲公英，去天花粉、沙参；

贫血者：加阿胶（烊化）。

2.恶性淋巴瘤放疗后治疗专方

［**治疗方剂**］扶正散结方（《中华肿瘤治疗大全》）

党参15g，黄芪15g，沙参15g，麦冬20g，石斛12g，芦根15g，白茅根15g，天花粉20g，丹参12g，知母12g，夏枯草15g，茯苓10g，白术10g。水煎服。

［**治疗原则**］益气养阴，解毒散结。主治恶性淋巴瘤放疗后气阴两虚者。

［**加减法**］

恶心呕吐者：加竹茹、代赭石（先煎）；

食纳减少者：加谷芽、鸡内金、麦芽；

潮热盗汗者：加煅牡蛎（先煎）、五味子。

3.恶性淋巴瘤化疗后专方

［**治疗方剂**］癌复康方加减（《经验方》）

白参10g，白术10g，茯苓15g，当归10g，陈皮10g，法半夏12g，砂仁6g，广木香6g，女贞子10g，旱莲草15g，枸杞子10g，菟丝子10g，仙灵脾10g，黄芪15g，夏枯草15g，白花蛇舌草30g，甘草5g。水煎服。

[**治疗原则**]健脾益肾。主治淋巴瘤化疗后脾肾两亏、气血不足者。

[**加减法**]

腹泻者：加神曲、薏苡仁；

腹胀喜按者：加枳壳、莱菔子、鸡内金；

胃脘不适，反酸，吐苦水，嘈杂者：加黄连；

气虚多汗者：加防风，重用生黄芪。

4.恶性淋巴瘤伴盗汗专方

[**治疗方剂**]桂枝龙牡方（《浙江中医杂志》）

桂枝9g，白芍9g，甘草6g，龙骨（先煎）18g，牡蛎（先煎）18g，生姜2片，大枣5枚。水煎服。

[**治疗原则**]调营敛汗。

[**加减法**]

失眠虚烦者：加酸枣仁、栀子；

心烦失眠者：加远志、酸枣仁、五味子、生地。

5.恶性淋巴瘤高热方

[**治疗方剂**]清热解毒方（《辽宁中医杂志》）

紫花地丁30g，金银花30g，连翘30g，板蓝根30g，大青叶30g，银柴胡30g，党参30g，黄芪30g，玄参15g，天花粉15g，野菊花15g，丹皮15g，白花蛇舌草15g，白英15g，石见穿15g，南沙参15g，北沙参15g，紫草根15g，鱼腥草15g，升麻15g。水煎服。

[**治疗原则**]清热解毒。主治恶性淋巴瘤高热者。

[**加减法**]

口腔溃疡者：加儿茶、蒲公英，去天花粉、沙参；

食少纳呆者：加砂仁、神曲、鸡内金。

6.腹膜后淋巴肉瘤伴腹痛方

[**治疗方剂**]益气活血方（《吉林中医药》）

党参25g，黄芪10g，白术10g，炙甘草10g，当归10g，陈皮10g，神曲10g，川芎10g，栀子10g，桃仁10g，白芷10g，赤茯苓10g，滑石10g，升麻5g，柴胡5g，苍术15g，香附15g，丹参15g。水煎服。

［**治疗原则**］益气活血。主治腹膜后淋巴肉瘤伴腹痛者。

［**加减法**］

疼痛甚者：加玄胡、全蝎；

食少便溏者：加山药、薏苡仁、神曲；

食纳减少者：加谷芽、鸡内金、麦芽。

四、多发性骨髓瘤

多发性骨髓瘤是浆细胞（或称骨髓瘤细胞）异常增生的恶性肿瘤，多发性骨髓瘤的病因尚不清楚，可能与暴露于某些化学物质、电离辐射、病毒、家族易感性有关。

本病相当于中医学的骨疽、骨痹、骨蚀等范畴。中医认为本病的主要病因病机为脏腑虚弱，外感寒热毒邪，留驻于骨节，伤筋络，蚀骨髓，导致气滞血瘀、骨骼阻塞、骨骼筋脉失于濡养而产生本病。本病主要与肝、肾、脾相关。

【**辨证用方**】

中医认为本病属本虚标实证，主要以血虚、阴阳两虚、肾虚等虚证为本；毒犯骨髓出现气滞血瘀、痰阻、血热、毒邪积聚等实证为标。治疗以补虚治本为主，补肾健脾、养血填精、活血化瘀、清热解毒、化痰散结、散寒祛邪为治疗方法，以此分型证治，以达祛邪扶正之目的。

1.寒凝毒聚证

［**临床表现**］周身骨痛，得温痛减，或见局部肿块，舌淡红，苔白，脉沉迟。

［**治疗方剂**］白鹿止痛汤加味（《经验方》）

熟地15g，鹿角胶（烊化）10g，炮姜炭5g，桂枝10g，炙麻黄10g，白芥子10g，当归10g，白芍10g，陈皮10g，䗪虫10g，穿山甲（先煎）15g，全蝎6g，蜈蚣2条，生牡蛎（先煎）30g，甘草5g。水煎服。

[治疗原则] 温经散寒，祛瘀止痛。

[加减法]

头痛者：加细辛、川芎、白芷；

肢体疼痛者：加牛膝、黄芪。

2.热毒邪结证

[临床表现] 发热，全身骨痛或局部肿块，口干，尿黄，大便干结，舌红，苔黄干，脉数。

[治疗方剂] 清瘟败毒饮加减（《中华肿瘤治疗大全》）

生地15g，黄连6g，黄芩20g，生石膏（先煎）30g，丹皮12g，知母12g，竹叶10g，赤芍10g，金银花15g，紫花地丁15g，蒲公英30g，蚤休30g，白花蛇舌草30g，石见穿30g，甘草5g。水煎服。

[治疗原则] 清热解毒，化瘀止痛。

[加减法]

高热、神昏者：加水牛角、玄参；

呕吐者：加竹茹、陈皮；

抽搐者：加全蝎、僵蚕、白附子、钩藤。

3.血虚精亏证

[临床表现] 全身疼痛或伴有肿块，头昏乏力，动则喘促，舌淡，苔薄白，脉虚弱无力。

[治疗方剂] 建中汤加味（《中华肿瘤治疗大全》）

黄芪15g，党参10g，白术10g，茯苓10g，法半夏10g，当归10g，熟地10g，川芎10g，麦冬12g，附子10g，桂枝10g，昆布12g，海藻12g，夏枯草30g，生牡蛎（先煎）20g。水煎服。

[治疗原则] 补气益血，散结止痛。

[加减法]

心悸失眠者：加五味子、枣仁；

纳少者：加砂仁、鸡内金、麦芽。

4.脾肾两虚证

［**临床表现**］全身骨痛，得温则舒，或局部肿块，腰膝酸软，全身浮肿，下肢重着，尿少，面色晦暗，舌质淡，苔薄，脉沉细。

［**治疗方剂**］实脾饮加味（《中华肿瘤治疗大全》）

茯苓10g，白术10g，木瓜15g，广木香15g，大腹皮20g，厚朴10g，香附10g，附子10g，肉桂5g，干姜5g，黄芪15g，泽泻15g，车前子（布包）10g，白花蛇舌草30g，甘草5g。水煎服。

［**治疗原则**］温肾助阳，健脾利水。

［**加减法**］

腰痛者：加牛膝、杜仲；

恶心呕吐者：加砂仁、法半夏、大黄；

心悸者：加西洋参、麦冬、五味子。

【辨病用方】

临床常用辨病治疗的抗癌中草药：徐长卿、石见穿、半枝莲、露蜂房、紫杉茎皮、喜树根、败酱草根、蜈蚣、蛇莓等。根据西医理论骨髓瘤分泌大量的凝溶蛋白在肾小管沉积，加之高γ-球蛋白血症，使血黏度增加，此与中医理论“瘀证”相符，故患者可见手足发麻，视力障碍，甚则昏厥征象，因此在辨病治疗时还应注意运用大量活血化瘀的药物。

1.多发性骨髓瘤缓解期用方

［**治疗方剂**］喜树鹤草方

仙鹤草60～90g，白花蛇舌草15～30g，半边莲15～30g，半枝莲15～30g，喜树根10g，败酱草根10g，蛇莓10g，白毛藤10g，大青叶10g，三棱10g，莪术10g，赤芍10g，红花10g，生薏苡仁10～12g，蛇六谷（先煎3小时）60g。水煎服。

［**治疗方剂**］补通方（《新疆中医药》）

黄芪30g，西洋参9g，白术9g，生、熟地各9g，麦冬6g，厚朴6g，枳实9g，大黄（后下）6g，黄芩6g，陈皮9g，柴胡9g，升麻6g，炙甘草6g。

水煎服。

[**治疗原则**]气阴双补为主，通腑泄热为辅。

[**加减法**]

热甚便秘者：酌加芒硝；

口燥渴、咽干、善饮者：去厚朴，酌加葛根、芦根等；

午后潮热、盗汗或长期低热者：去柴胡、厚朴，加银柴胡、秦艽、鳖甲等；

兼食纳不振、恶心呕吐较重者：去生、熟地，减参芪用量，酌加半夏、竹茹、砂仁等，并需以伏龙肝煎水，澄清后再煎诸药；

并发感染者：当根据不同部位酌加清热解毒的不同药物，如半枝莲、半边莲、野百合等。

2.多发性骨髓瘤复发期用方

[**治疗方剂**]益肾解毒方(《中医药学报》)

太子参、猪苓、鸡血藤各15g，黄芪、薏苡仁各20g，生地黄12g，白术、补骨脂各10g，白花蛇舌草、仙鹤草各30g，桃仁、红花、炙甘草各5g。水煎服。

[**治疗原则**]益肾健脾、解毒化瘀。

[**加减法**]

肝肾阴虚明显者：去补骨脂，加当归、枸杞子、黄精等；

气虚甚者：重用黄芪；

恶心呕吐、纳呆者：加焦山楂、炙鸡内金、佛手等；

热毒炽盛者：加用黄芩、连翘、牡丹皮。

【对症治疗】

多发性骨髓瘤的对症用方应结合放疗、化疗的不同特点及不良反应选用相应的方药。

1.多发性骨髓瘤放疗后

[**治疗方剂**]益气养阴方(《经验方》)

党参12g，茯苓12g，白术10g，当归10g，生地10g，麦冬12g，天冬12g，沙参10g，玄参10g，玉竹10g，金银花15g，山茱萸10g，肉苁蓉10g，夏枯草15g，白花蛇舌草20g，甘草5g。水煎服。

[**治疗原则**]益气养阴，健脾益肾，清热解毒。

[**加减法**]

发热者：加黄芩、青蒿；

食欲不振者：加炒谷芽、炒麦芽、神曲；

口干、舌绛明显者：加石斛、天花粉。

2.多发性骨髓瘤化疗后

[**治疗方剂**]癌复康方加减（《经验方》）

黄芪15g，党参15g，白术12g，茯苓12g，甘草5g，熟地10g，枸杞子12g，何首乌12g，黄精10g，女贞子15g，沙参10g，麦冬10g，鸡血藤20g，芡实12g，怀山药12g，蚤休30g。水煎服。

[**治疗原则**]健脾益肾，益气养血。

[**加减法**]

恶心呕吐者：加姜竹茹、代赭石（先煎）；

食欲不振者：加神曲、麦芽、砂仁、鸡内金；

失眠者：加酸枣仁、五味子；

贫血者：加当归、紫河车。

3.多发性骨髓瘤肾损害用方

[**治疗方剂**]蛇草枸杞汤（天津中医学院第一附属医院血液科方）

黄芪20g，茯苓10g，白术10g，半夏10g，枸杞子15g，当归10g，败酱草30g，金银花15g，连翘15g，白花蛇舌草30g，丹参15g。水煎服。

[**治疗原则**]健脾补肾，化瘀解毒。主治多发性骨髓瘤肾损害。

[**加减法**]

脾肾亏虚明显，酌情加党参、女贞子、旱莲草、山药；

血虚证明显者：加阿胶、何首乌；

热毒血癌证明显者：加鸡血藤、蚤休、丹皮。

4.多发性骨髓瘤疼痛用方

[治疗方剂] 三王止痛膏(《经验方》)

大黄50g，马钱子15g，全蝎30g，干蟾皮30g，蚤休60g，山慈菇60g，姜黄50g，麝香1g，冰片10g，红花40g，桃仁50g，当归50g，血竭30g，莪术50g，蜈蚣30g，桂枝60g，制乳、没各30g，细辛15g，各为细末和匀。取酌量药粉调入凡士林内，摊于纱布上，贴敷肿块处，隔日一换。

[治疗原则] 化瘀软坚，解毒止痛。

内分泌系统肿瘤

一、甲状腺癌

甲状腺癌是发生于甲状腺腺体的恶性肿瘤。其发生与服同位素、低碘饮食、致甲状腺肿物质或放射线外照射、甲状腺部分切除及家族遗传性等有关。

本病相当于中医病名石瘿范畴，中医认为其主要病因病机为情志抑郁，肝气郁滞，脾失健运，痰湿内生，气、血、痰相互凝结而成。

【辨证用方】

甲状腺癌的辨证，当辨明虚、实。以颈前肿块，伴面部烘热、心烦易怒为主症者，多为实证；以颈前肿块伴心悸气短，乏力神疲为主症者，多为虚证。证属实者，治以清肝泻火，软坚散结；证属虚者，治以养心益肾，化痰散结。

1.肝火旺盛证

［**临床表现**］颈前肿块，灼热疼痛，咳唾黄痰，声音嘶哑，面部烘热，口干口苦，小便黄赤，舌红苔黄，脉细数。

［**治疗方剂**］栀子清肝合藻药汤（《经验方》）

栀子10g，丹皮10g，柴胡10g，赤芍12g，当归10g，海藻10g，黄药子10g，瓜蒌15g，土贝母12g，丹参10g，夏枯草15g，生牡蛎（先煎）30g。水煎服。

［**治疗原则**］清泻肝火，软坚散结。

［**加减法**］

肋胁胀痛者：加香附、郁金；

腹胀，大便秘结者：加枳壳、大黄（后下）；

口干咽燥，加麦冬、沙参。

2.痰毒内蕴证

[临床表现] 颈前肿块，胀痛，咳嗽痰多，胸闷纳差，大便干，舌质暗红，舌厚腻，脉数滑。

[治疗方剂] 海藻玉壶汤加味方（《中华肿瘤治疗大全》）

海藻10g，昆布10g，陈皮10g，法夏10g，贝母10，连翘15g，当归10g，川芎10g，茯苓12g，香附10g，郁金15g，穿山甲（先煎）15g，土贝母12g，蚤休15g，石见穿15g，天南星10g。水煎服。

[治疗原则] 理气消瘿，化痰散结。

[加减法]

郁久化火、灼热、舌红者：加丹皮、栀子、夏枯草；

神疲乏力，便溏者：加白术、山药。

3.气滞血瘀证

[临床表现] 颈前肿胀，质硬固定，胸闷气憋，心烦易怒，头痛目眩，舌质紫暗，苔薄白，脉弦涩。

[治疗方剂] 柴胡疏肝散加减方（《中华肿瘤治疗大全》）

柴胡10g，陈皮10g，重楼10g，枳壳10g，赤芍10g，丹参15g，炮穿山甲（先煎）12g，莪术10g，栀子10g，夏枯草10g，龙葵20g，郁金10g，生牡蛎（先煎）30g，海藻12g，制鳖甲（先煎）12g，猫爪草15g。水煎服。

[治疗原则] 疏肝解郁，活血散结。

[加减法]

神疲乏力、大便溏薄者：加茯苓、白术；

纳呆脘痞者：加藿香、薏苡仁、鸡内金。

4.心肾阴虚证

[临床表现] 颈部肿块，绵绵不息，心悸气短，全身乏力，自汗盗汗，精神萎靡，头晕目眩，腰膝酸软，舌质暗红，苔黄，脉沉细。

[治疗方剂] 生脉散合二至丸加减方（《中华肿瘤治疗大全》）

党参15g，麦冬10g，五味子10g，黄精15g，黄芪20g，女贞子20g，旱莲草10g，煅牡蛎（先煎）15g，仙鹤草10g，海藻10g，黄药子10g，山慈菇15g。水煎服。

［**治疗原则**］益气生津，敛阴止汗。

［**加减法**］

口干口渴、苔少者：加玉竹、芦根；

纳差便溏者：加茯苓、白术。

【辨病用方】

甲状腺病的辨病治疗，当根据肿瘤病期早、晚，病人体质强弱，选用不同的方药。

1.甲状腺癌各期体质较实用方

（1）甲状腺癌早期。

［**治疗方剂**］海浮枯草汤（《中华肿瘤治疗大全》）

玄参30g，白芍12g，制香附12g，夏枯草30g，海浮石30g，生牡蛎（先煎）30g，白芥子12g。水煎服。

［**治疗原则**］理气化痰，软坚散结。

［**加减法**］

纳差者：加炒山楂、炒麦芽；

寐差者：加大枣、茯神、百合。

（2）肝郁痰湿证甲状腺癌。

［**治疗方剂**］柴胡半夏汤（《陕西中医杂志》）

柴胡10g，法半夏10g，陈皮10g，昆布10g，黄药子10g，山慈菇10g，白芍15g，茯苓15g，白术15g，瓦楞子30g，牡蛎（先煎）30g。水煎服。

［**治疗原则**］疏肝解郁，化痰散结

［**加减法**］

肿块质地坚硬，无明显虚弱征象者：酌加三棱、莪术、大黄、炮穿山甲。

2.甲状腺癌中晚期体质较虚用方

（1）甲状腺乳头状癌术后复发。

［**治疗方剂**］黄芪首乌汤（《中国医药学报》）

生黄芪30g，生首乌30g，生牡蛎（先煎）30g，白花蛇舌草30g，茯苓

15g，夏枯草15g，生山药15g，玄参15g，半枝莲15g，制鳖甲15g，生薏苡仁15g，生白术12g，山慈菇12g，露蜂房12g，生大黄12g，泽漆12g，制半夏9g，全当归9g，粉丹皮9g，人中黄9g，浙贝母9g，守宫粉（吞服）9g，绿升麻6g，芋艿丸（分吞）6g。水煎服。

[**治疗原则**]健脾益肾，软坚散结。

[**加减法**]

形瘦多火，伴舌红口干，咽燥，心烦者：加麦冬、生地、沙参、丹皮。

（2）气血双亏。

[**治疗方剂**]黄芪瓦楞汤（陕西中医研究院方）

黄芪60g，沙参30g，夏枯草30g，山豆根10g，重楼10g，黄药子10g，瓦楞子30g，仙灵脾15g，野菊花30g，昆布15g，生地30g，料姜石60g。水煎服。

[**治疗原则**]益气养血，解毒散结。

[**加减法**]

大便秘结者：加生大黄；

体胖苔白腻者加胆南星、厚朴、茯苓；

体弱或年高或久服行气活血、化瘀破积药不效者：酌加人参、白芍、丹参。

（3）淋巴结转移。

[**治疗方剂**]加味二至汤（《北京中医药大学方》）

女贞子30g，旱莲草30g，骨碎补30g，补骨脂30g，鸡血藤30g，海藻30g，络石藤30g，透骨草30g，肉苁蓉30g，山药15g，牛膝15g，木瓜15g。水煎服。

[**治疗原则**]滋阴益气，化瘀散结。

[**加减法**]

纳差便溏者：加茯苓、白术；

肿块坚硬者：加牡蛎、莪术。

（4）纵隔淋巴结转移。

[**治疗方剂**]消瘿软坚汤（《现代中医肿瘤学》）

海藻30g，夏枯草10g，射干12g，七叶一枝花16g，泽泻15g，赤小豆12g，王不留行12g，莪术12g，白术12g，茯苓12g，猪苓12g，丹皮9g，艾叶9g，椒目9g，白芥子6g。水煎服。

[**治疗原则**]健脾祛湿，化痰软坚。

[**加减法**]

头痛者：加白芷、川芎、天麻。

【对症用方】

甲状腺癌的对症用方，根据患者主要症状进行选择及是否手术或放疗、化疗，分别论治。

1.甲状腺癌手术后专方

[**治疗方剂**]一贯煎加减（《现代中西医结合杂志》）

生地15g，沙参30g，麦冬15g，玄参15g，白芍10g，生牡蛎30g，当归10g，夜交藤30g，枣仁15g，炙远志6g，太子参15g，黄芪30g，制首乌15g，茯苓15g，莲子心6g。水煎服。

[**治疗原则**]滋阴潜阳，补气益血，养心宁神。

[**临床报道**]治疗6例甲状腺癌术后患者，其中1例未分化癌，现已存活18年。

2.甲状腺癌放疗后专方

[**治疗方剂**]参芪石斛汤（《中华肿瘤治疗大全》）

太子参30g，沙参15g，生黄芪20g，当归10g，赤芍10g，白术10g，石斛10g，玄参10g，夏枯草15g，紫河车15g。水煎服。

[**治疗原则**]益气养阴，清热解毒。

[**加减法**]

恶心呕吐者：加陈皮、竹茹、砂仁；

咽痛、进食困难、口干舌燥者：加麦冬、天花粉、女贞子。

3.甲状腺癌化疗后专方

[**治疗方剂**]癌复康加减方（《经验方》）

白参（蒸兑）10g，黄芪30g，白术10g，茯苓10g，陈皮10g，枸杞子12g，女贞子15g，旱莲草15g，菟丝子12g，鸡血藤30g，夏枯草15g，白花蛇舌草30g，甘草10g。水煎服。

［**功能主治**］健脾益肾，补气养血。主治甲状腺癌化疗后正虚余毒未尽。

［**加减法**］

腰酸耳鸣者：加仙灵脾、石菖蒲；

恶心呕吐者：加姜半夏、砂仁；

纳差者：加鸡内金、山楂；

腹泻者：加吴茱萸、黄连；

失眠者：加酸枣仁；

潮热盗汗者：加丹皮、山萸肉、煅牡蛎、五味子。

泌尿及男性生殖系统肿瘤

一、肾癌

肾癌是指发生于肾实质细胞的恶性肿瘤，包括肾细胞癌和肾腺癌。肾癌的发生与芳香族碳氢化合物、芳香胺、黄曲霉素、激素、放射线、病毒以及吸烟、酗酒、职业接触、某些遗传性疾病（如结节性硬化症、多发性神经纤维瘤）等因素有关。

本病相当于中医病名国家标准的肾癌，也属于血尿、癥积、腰痛等范畴。中医认为本病的病因病机为肾气不足，水湿不化，湿毒内生；或外受湿热毒邪，入里伤肾，内外合邪蓄结而成。

【辨证用方】

肾癌的辨证，首当辨明虚实，实证当辨湿热、毒蕴、气滞、血瘀之轻重，虚证当辨气、血、阴、阳之不同。血尿鲜红，腰痛剧烈，发热，苔腻，脉滑为实证；血尿淡红，腰痛绵绵，乏力神疲，面白无华，脉细为虚证。实证宜清热解毒、活血利湿；虚证宜健脾滋肾、益气养血。

1.湿热瘀毒证

［**临床表现**］血尿不止，腰痛较剧，腹部或腰部肿物日见增大，伴发热，口渴，纳少，恶心呕吐，舌质黯红，或有瘀斑瘀点，苔黄腻，脉滑数或弦滑。

［**治疗方剂**］加减八正汤（《经验方》）

车前子（布包）15g，瞿麦10g，大黄炭9g，萹蓄10g，滑石（布包）10g，栀子10g，女贞子10g，旱莲草20g，生牡蛎（先煎）30g，白花蛇舌草30g，夏枯草15g，石韦10g，甘草5g。水煎服。

［**治疗原则**］清热泻火，利水通淋。

［**加减法**］

纳呆者：加陈皮、砂仁、炒山楂、炒谷芽；

恶心呕吐者：加法半夏、竹茹；

尿血不止者：加生侧柏叶、小蓟、仙鹤草。

2.肾亏湿毒证

[**临床表现**]腰酸痛，四肢乏力，神疲，偶有低热，小便短赤或血尿，舌淡红，苔薄黄而腻，脉细滑或沉滑。

[**治疗方剂**]桑寄山茱汤（《中华肿瘤治疗大全》）

生地30g，怀山药30g，山茱萸15g，茯苓30g，桑寄生30g，鳖甲（先煎）30g，三七粉（冲兑）6g，阿胶（烊化）12g，小蓟12g，半枝莲30g，白花蛇舌草30g。水煎服。

[**治疗原则**]滋补肾阴，化瘀散结。

[**加减法**]

头晕耳鸣者：加何首乌、菊花；

腹部肿块胀痛者：加丹参、红花、大腹皮。

3.脾肾阳虚证

[**临床表现**]腰部或腹部包块日渐增大，腰痛，腹胀，血尿加重，面色苍白无华，消瘦，纳少，乏力口淡，恶心呕吐，舌质淡，苔白，脉沉细。

[**治疗方剂**]加减右归饮（《临床中医肿瘤学》）

党参20g，白术20g，菟丝子20g，熟地20g，怀山药20g，山茱萸10g，枸杞15g，杜仲10g，土贝母15g，制附子（先煎）6g，僵蚕5g，鳖甲（先煎）30g，甘草6g。水煎服。

[**治疗原则**]健脾益肾，软坚散结。

[**加减法**]

乏力、嗜睡者：加黄芪；

恶心呕吐者：加柿蒂、砂仁。

4.气血双亏证

[**临床表现**]乏力气短，心悸心烦，面色苍白无华，形体消瘦，肿块日见增大，疼痛，口干，低热，舌质有瘀点，苔白或苔黄白，脉沉细数或虚大而数。

［**治疗方剂**］八珍汤加减（《中医肿瘤学》）

太子参30g，黄芪30g，茯苓10g，猪苓20g，生地20g，当归10g，赤芍10g，白芍10g，女贞子20g，地骨皮15g，干蟾皮5g，僵蚕10g，半枝莲30g。水煎服。

［**治疗原则**］益气补血，解毒散结。

［**加减法**］

兼肾阴虚者：加熟地、山茱萸、枸杞子、龟甲（先煎）；

兼肾阳虚者：加菟丝子、鹿角胶（烊化）。

5.气血瘀阻证

［**临床表现**］腰痛加剧，多呈刺痛或钝痛，痛处固定，腰部或腹部肿块日渐增大，血尿或挟血块，面色晦黯，舌质紫黯，或见瘀斑瘀点，苔薄白，脉弦或涩或结代。

［**治疗方剂**］桃红四物汤加减（《中西医临床肿瘤学》）

桃仁10g，红花8g，当归10g，生地15g，赤芍15g，丹参30g，延胡索15g，枳壳12g，郁金12g，川楝12g，山慈菇30g，莪术10g，甲珠12g，䗪虫6g。水煎服。

［**治疗原则**］活血化瘀，软坚散结。

［**加减法**］

疼痛剧烈者：加乳香、没药；

出血量多者：加炒蒲黄（布包）、阿胶（烊化兑服）、三七粉（冲兑）。

【辨病用方】

肾癌的辨病治疗，当辨明病期早晚，体质的强弱。肾癌早期，多属标实，以湿热蕴毒，气血瘀阻为主，治以祛邪为主。本病晚期，多属本虚标实，以气血双亏，肾虚毒蕴为主，当扶正祛邪同施，标本兼治。

1.肾癌各期体质较实者用方

［**治疗方剂**］二地金沙汤（《中医肿瘤学》）

生地12g，熟地12g，女贞子15g，枸杞子10g，补骨脂10g，生黄芪30g，白术10g，云茯苓10g，太子参20g，海金沙15g，瞿麦20g，土茯苓

20 g，半枝莲30 g。水煎服。

[**治疗原则**] 滋补肝肾，清热利水。

[**加减法**]

小便不畅者：加甘草梢、竹叶。

2. 肾癌中晚期体质较虚者用方

[**治疗方剂**] 肾癌方(《实用医学杂志》)

黄芪30 g，白术15 g，鹿角霜20 g，鳖甲15 g，菟丝子15 g，女贞子15 g，莪术12 g，三七粉(冲兑)3 g，赤芍15 g，全蝎8 g，大黄6 g，生甘草3 g。水煎服。

[**治疗原则**] 健脾补肾，温阳化瘀。

[**加减法**]

腰疼剧烈者：加延胡索、乳香、䗪虫；

血尿者：去全蝎，加仙鹤草、山楂炭；

肿块巨大硬实者：加三棱、穿山甲；

腹水者：去鳖甲，加大腹皮、半边莲；

寒湿重者：去女贞子，加台乌药、益智仁。

3. 肾癌术后复发并腹水

[**治疗方剂**] 四君猪苓汤(《黑龙江中医药》)

党参12 g，白术15 g，猪苓20 g，茯苓20 g，大腹皮15 g，八月札24 g，土茯苓30 g，白英30 g，龙葵30 g，猫人参60 g，乌药9 g，川椒目9 g，陈葫芦30 g，胡芦巴15 g，泽泻30 g，仙灵脾15 g，车前子(包煎)30 g，鸡内金12 g。水煎服。

[**治疗原则**] 健脾益气，解毒利水。

[**加减法**]

口干，大便秘结者：加赤芍、半枝莲、瓜蒌仁；

腰酸者：加桑寄生、菟丝子、怀山药、木馒头。

【对症治疗】

肾癌的对症用方，主要根据患者主要症状(如尿血、疼痛等)进行选择，并区分是否手术或放疗、化疗等进行相应选方用药。术后治疗以补益气血、养胃为主，放疗病人以健脾益肾、养阴清热为主，化疗病人以健脾益肾和胃为主。

1.肾癌手术后

（1）肾癌术后伤口久不愈合。

［**治疗方剂**］加味阳和汤（《天津中医》）

生黄芪30g，炮附子10g，薏苡仁30g，白芍20g，生甘草20g，熟地6g，鹿角霜30g，白芥子6g，炙麻黄3g，肉桂3g，炮姜6g。水煎服。

［**治疗原则**］温阳益气。

［**加减法**］

疼痛剧烈者：加延胡索、五灵脂；

尿血日久者：加白茅根、小蓟炭；

腰酸肢冷者：加补骨脂、生杜仲、海螵蛸。

（2）肾癌术后蛋白尿。

［**治疗方剂**］参芪菟丝汤（《实用中西医肿瘤治疗大全》）

生黄芪30g，桑寄生30g，党参15g，怀山药15g，菟丝子15g，茱萸肉15g，仙灵脾15g，熟地12g，泽泻12g，白术12g，枸杞子30g，丹皮15g。水煎服。

［**治疗原则**］补肾益气。

［**加减法**］

小便混浊者：加萆薢。

2.肾癌放疗后

［**治疗方剂**］补肾生津汤（《经验方》）

黄精10g，枸杞子10g，鸡血藤30g，北沙参30g，麦冬15g，天冬15g，天花粉15g，女贞子15g，黄芪15g，炒麦芽10g，鸡内金10g，五味子6g，石韦10g，夏枯草15g。水煎服。

［**治疗原则**］益气养阴，补肾生津。

[**加减法**]

血尿明显者：加大蓟、小蓟、仙鹤草；

湿热较盛者：加萹蓄、瞿麦。

3.肾癌化疗后专方

[**治疗方剂**]参芪枸杞饮（《中华肿瘤治疗大全》）

黄芪30g，太子参30g，炒麦芽30g，炒谷芽30g，神曲30g，鸡血藤30g，女贞子15g，枸杞子10g，芦根10g，菟丝子10g，鸡内金10g，法半夏10g，白术10g，竹茹10g，陈皮10g，茯苓15g，半边莲20g。水煎，1日1剂，分2次服。

[**治疗原则**]健脾补肾，益气养血。

[**加减法**]

血尿明显者：加小蓟、白茅根、茜草根、仙鹤草；

小便不利兼有灼热者：加猪茯苓、瞿麦、海金沙；

口干明显者：加麦冬、石斛。

4.肾癌尿血

[**治疗方剂**]加味小蓟饮子汤（《癌的扶正培本治疗》）

生地12g，小蓟15g，滑石15g，蒲黄10g，藕节30g，竹叶10g，栀子10g，当归9g，甘草3g，猪苓10g，金银花9g，太子参15g，白术12g。

[**治疗原则**]清热利湿，凉血止血。

[**加减法**]

下腹部不适者：加川楝子、乌药。尿血多者：加炒蒲黄、阿胶、三七粉（冲服）。

5.肾癌腰痛

[**治疗方剂**]三王止痛膏

大黄50g，马钱子15g，全蝎30g，干蟾皮30g，蚤休60g，山慈菇60g，姜黄50g，麝香1g，冰片10g，红花40g，桃仁50g，当归50g，血竭30g，莪术50g，蜈蚣30g，桂枝60g，制乳香、制没药各30g，细辛15g，各为细末和匀。取酌量药粉调入凡士林内，摊于纱布上，贴敷肿块处，隔日一换。

［治疗原则］化瘀软坚，解毒止痛。

二、膀胱癌

膀胱癌系指来源于膀胱壁上皮组织和间皮组织的恶性肿瘤。其发病与长期接触芳香族类物质、吸烟、体内色氨酸代谢异常、膀胱黏膜局部长期遭受刺激、某些药物、寄生虫病等因素有关。

本病相当于中医病名国家标准的膀胱癌，也属于尿血、血淋、癃闭等范畴，其主要病因病机是由于湿热久郁下焦，热毒瘀结膀胱，瘀毒蕴结，日久脾肾两虚，膀胱气化不利所致。

【辨证用方】

膀胱癌的辨证，首先应辨明虚实，凡病程较短，尿道艰涩灼热较甚多属实；病程较长，尿道无艰涩灼热感多属虚。尿色红赤或鲜红，或有紫黯血块者属实，有血块者属血瘀，尿色淡红者多为气血亏虚。其次应辨尿血的颜色，出血量少者，一般尿色微红；出血量多者，尿色较深；又见尿中夹有血丝、血块者，属于瘀血内停；火盛迫血，尿色鲜红；气血亏虚，气不摄血，尿色多淡红。治疗上当辨证选药。

1.湿热下注证

［临床表现］尿频，尿急，或尿痛，小便灼热，尿色鲜红，口干口苦，下肢可见浮肿，舌质红，苔黄腻，脉滑数或弦数。

［治疗原则］清热利湿，凉血软坚。

［治疗方剂］小蓟饮子加减（《中华肿瘤治疗大全》）

小蓟30g，藕节炭10g，淡竹叶15g，滑石（包煎）15g，生地15g，白茅根30g，仙鹤草15g，黄柏10g，海金沙（布包）10g，蛇莓20g，丹皮10g，甘草5g，茯苓15g，猪苓15g，蚤休30g。水煎服。

［治疗原则］清热利湿，凉血软坚。

［加减法］

血尿甚者：加血见愁、黑山栀、乌梅、水牛角（先煎）；

小便刺痛者：改甘草为甘草梢，加瞿麦、萹蓄；

小便不利者：加泽泻；

健脾和胃者：加白术、陈皮、薏苡仁；

双补气血者：加党参、黄芪、当归、白芍；

温补肾阳者：加杜仲、怀山药、芡实；

清热解毒者：加黄柏、蒲公英、金银花。巩固疗效用知柏地黄丸。

2.瘀毒蕴结证

[**临床表现**]间歇性无痛性血尿，时见尿中血块，尿急，小便灼热，小腹胀满或下腹包块，舌质紫黯，或有瘀点、瘀斑，苔薄黄，脉涩或弦滑。

[**治疗方剂**]抵当丸合五苓散加减(《临床中医肿瘤学》)

黄柏10g，大黄(酒制)10g，水蛭10g，穿山甲10g，䗪虫10g，土茯苓10g，猪苓、茯苓各20g，龙葵30g，仙鹤草15g，黄芪30g，女贞子30g，三七粉(冲)4g，琥珀粉(冲)3g。水煎服。

[**治疗原则**]解毒祛瘀，扶正通利。

[**加减法**]

小便淋漓不尽者：加杜仲、菟丝子；

小腹坠胀疼痛者：加蒲黄、炒五灵脂、川楝子、乌药；

肺转移者：加鱼腥草、瓜蒌；

直肠转移者：加半枝莲、穿山甲。

3.脾肾两虚证

[**临床表现**]无痛性血尿，小便困难，腰酸腿软，下腹坠胀或有包块，呕恶纳呆，头晕耳鸣，神疲消瘦，面色萎黄而黯，下肢浮肿，舌质淡，苔薄白，脉沉细无力。

[**治疗方剂**]四君地黄汤加减(《经验方》)

白参(蒸兑)10g，白术10g，茯苓10g，生地15g，山茱萸15g，泽泻15g，海金沙(布包)10g，仙鹤草20g，黄芪20g，女贞子10g，旱莲草20g，枸杞10g，菟丝子10g，蚤休30g，生牡蛎(先煎)30g。水煎服。

[**治疗原则**]健脾益肾，软坚散结。

［加减法］

气虚下陷而见少腹坠胀者：加升麻、黄芪、柴胡。

4.阴虚内热证

［临床表现］小便短赤，腰骶酸痛，五心烦热，口干不欲饮，大便干结，消瘦疲乏，舌质红，苔薄，脉细数。

［治疗方剂］知柏地黄丸加减（《中华肿瘤治疗大全》）

知母40g，黄柏10g，熟地12g，山茱萸10g，怀山药15g，丹皮15g，茯苓15g，泽泻15g，三七粉（冲兑）6g，龟甲胶（烊化）10g，石韦15g，王不留行15g，薏苡仁15g，石见穿30g。水煎服。

［治疗原则］滋阴清热，化瘀解毒。

［加减法］

舌光无苔，阴伤甚者：加生地、北沙参、石斛。

【辨病用方】

膀胱癌的辨病治疗，当根据肿瘤病期早晚、病人体质强弱，早中期以清热利湿，化瘀解毒为主；晚期肾气虚衰，肾阴亏虚，湿热久蕴，宜滋阴清热、凉血止血。

1.膀胱癌各期体质较实者用方

（1）膀胱癌早期。

［治疗方剂］喜树萹蓄汤（《中国中医药信息杂志》）

喜树12g，丹参30g，法半夏10g，石韦15g，萹蓄15g，白花蛇舌草30g，半枝莲30g，三七粉（冲服）6g，琥珀9g，白英15g，白茅根30g。水煎服。

［治疗原则］理气化痰，清热解毒，化瘀通淋。

（2）膀胱癌各期。

［治疗方剂］龙蛇羊泉汤（《中医肿瘤学》）

龙葵30g，白毛藤30g，土茯苓30g，灯心草30g，蛇莓15g，海金沙9g，威灵仙9g，白花蛇舌草30g。水煎服。

［治疗原则］清热解毒，通淋散结。

［加减法］

尿血明显者：加小蓟、藕节；

心火旺而心烦者：加黄连、竹叶。

（3）膀胱癌各期小便短赤，尿血鲜红。

［治疗方剂］蜣蛇汤（《抗癌中草药制剂》）

蜣螂虫9g，白花蛇舌草60g，河白草30g，金茶匙30g，半枝莲60g，野葡萄藤60g，水煎服。

［治疗原则］清热利湿，破癥攻毒。

［加减法］

尿血明显者：加蒲黄炭（布包）。

2.膀胱癌中晚期体质较虚者用方

［治疗方剂］抗癌复生汤（《中医函授通讯》）

穿山甲5g，生牡蛎（先煎）50g，石韦20g，薏苡仁25g，僵蚕25g，山慈菇15g，白及50g，蒲黄15g，旱莲草30g，三七粉（冲服）5g，半枝莲30g。水煎服。

［治疗原则］养阴益气，清热利湿。

［加减法］

小便淋漓不尽者：加杜仲、菟丝子、肉苁蓉；

小腹坠胀疼痛者：加延胡索、乌药；

气血两虚者：加党参、麦冬、五味子；

气虚者：加党参、茯苓、陈皮、白术、炒扁豆；

血虚者：加当归、阿胶、熟地；

淋巴转移者：加黄药子、泽泻、夏枯草。

【对症治疗】

膀胱癌的对症用方，除根据患者主要症状进行选择外，当区分是否手术或放疗、化疗等治疗。术后治疗以健脾补益气血为主，放疗病人以养阴清热解毒为主，化疗病人以健脾和胃、益肾养血为主。

1.膀胱癌手术前后

（1）膀胱癌术前。

[治疗方剂] 黄芪解毒汤（《临床中医肿瘤学》）

生黄芪30g，炙黄芪30g，白术15g，猪苓15g，茯苓15g，泽泻、海金沙各18g，仙鹤草15g，龙葵30g，白茅根30g，女贞子30g，旱莲草15g。水煎服。

[治疗原则] 扶正培本，清热活血解毒。

（2）膀胱癌术后。

[治疗方剂] 黄芪骨脂汤（《临床中医肿瘤学》）

生黄芪30g，炙黄芪30g，旱莲草20g，补骨脂20g，当归15g，白术、川芎10g，莪术10g，地龙10g，冬葵子10g，猪苓15g，茯苓15g。水煎服。

[治疗原则] 补肾益气，活血通淋。

2.治膀胱肿瘤术后形成窦道

[治疗方剂] 石膏珍珠粉膏（《中华肿瘤治疗大全》）

熟石膏60g，黄柏30g，炉甘石30g，苍术30g，地榆30g，防己30g，延胡索30g，郁金30g，木瓜30g，白及30g，珍珠粉45g。共为细末，水调为膏，外敷患处。

[治疗原则] 清热利湿，生肌敛疮。

3.膀胱癌术后防复发

[治疗方剂] 生地鳖甲汤（《中医药学刊》）

生地30g，枸杞子25g，制鳖甲25g，金银花25g，连翘25g，龟甲25g，茯苓30g，薏苡仁30g，甘草10g，半枝莲40g，白花蛇舌草40g，葛根40g，百合25g，白术25g。水煎服。

[治疗原则] 滋阴清热，解毒利湿。

4.膀胱癌化疗

[治疗方剂] 癌复康方加减（《经验方》）

白参（蒸兑）10g，黄芪20g，茯苓10g，白术10g，女贞子10g，旱莲草10g，枸杞子10g，菟丝子10g，夏枯草15g，白花蛇舌草30g，甘草5g。水煎服。

[**治疗原则**]健脾益肾，养阴解毒。配合化疗治膀胱癌。

[**加减法**]

恶心欲吐明显者：加法半夏、姜竹茹、砂仁；

血象下降者：加仙灵脾、锁阳、巴戟天；

心悸气短者：加远志、炒酸枣仁、石菖蒲；

谷丙转氨酶高者：加茵陈、蒲公英、虎杖；

尿血者：加仙鹤草、蒲黄炭。

5.化疗后白细胞减少症

[**治疗方剂**]升白汤（《新中医》）

莲子10g，白芍10g，远志10g，酸枣仁10g，白术30g，芡实30g，怀山药30g，熟地30g，木香6g，甘草6g，党参15g，何首乌15g，阿胶15g。水煎服。

[**治疗原则**]健脾养心，益肾填精。

6.膀胱癌放疗专方

[**治疗方剂**]沙参二冬汤（《经验方》）

麦冬12g，天冬12g，沙参10g，石斛12g，绞股蓝18g，茯苓20g，赤小豆30g，枸杞子30g，太子参15g，王不留行12g，石韦10g，丹皮10g，黄柏10g，大黄9g，白术9g，半枝莲30g，白花蛇舌草30g，甘草4g。水煎，1日1剂，分2次服。

[**治疗原则**]养阴清热解毒。

[**加减法**]

口干咽燥喜饮者：加知母、生地；

尿血明显者：加藕节炭（包）、蒲黄炭（包）。

7.膀胱癌小便不畅方

（1）适用于膀胱癌下焦湿热者。

[**治疗方剂**]金砂五淋丸（《中华肿瘤治疗大全》）

海金沙、车前子、萹蓄、瞿麦、猪苓、茯苓、黄柏、大黄、黄芩、赤芍、当归、山楂、熟地组成。研末为丸，每20丸1g，成人1次10g，1日

3～4次。

[**治疗原则**]清热利湿，解毒凉血。

（2）适用于膀胱癌瘀热内结者。

[**治疗方剂**]加味桃仁承气汤（《中草药验方选编》）

桃仁9g，芒硝9g，大黄9g，桂枝7.5g，甘草15g，栀子12g，当归9g，五灵脂（布包）9g，水牛角（先煎）30g，海金沙（布包）6g。水煎，1日1剂，分2次服。

[**治疗原则**]清热峻下解毒。

[**加减法**]

小便一时不通，胀闭难忍者：加麝香少许吞服；

尿血明显者：加三七粉（冲服）、琥珀粉（冲服）。

8.膀胱癌尿血

[**治疗方剂**]黄芪小蓟饮（《经验方》）

黑山栀9g，炒黄芩4.5g，小蓟炭12g，炒蒲黄3g，生地12g，淡竹叶4.5g，生甘草3g，当归9g，藕节炭30g。水煎服。

[**治疗原则**]养阴清热，凉血止血。

9.膀胱癌疼痛

[**治疗方剂**]三王止痛膏（《经验方》）

大黄50g，马钱子15g，全蝎30g，干蟾皮30g，蚤休60g，山慈菇60g，姜黄50g，麝香1g，冰片10g，红花40g，桃仁50g，当归50g，血竭30g，莪术50g，蜈蚣30g，桂枝60g，制乳、没各30g，细辛15g，各为细末和匀。取酌量药粉调入凡士林内，摊于纱布上，贴敷肿块处，隔日一换。

[**治疗原则**]化瘀软坚，解毒止痛。

三、前列腺癌

前列腺癌是男性生殖系的恶性肿瘤。本病好发于老年，大约半数患者伴有前列腺增生，与体内雄激素和雌激素之间的平衡紊乱有关，推测雄激素可能促进前列腺癌的生长和发展。也与种族、生活习惯、高脂饮食、遗传因素、性生活及淋病、病毒、衣原体感染等有关。

本病属于中医癃闭、淋证、腰痛等范畴，其主要病因病机为肾气亏损，阴阳失调，湿热痰浊气血瘀滞所致。

【辨证用方】

前列腺癌的辨证，当分清虚实，初起湿热蕴结，以致膀胱气化失司者属实，治宜清热利湿通淋，活血化瘀，佐以行气。病久脾肾两亏，膀胱气化无权者属虚，治宜培补脾肾。虚实夹杂者，宜标本兼治。根据患者的不同临床表现，或参以止血，或佐以泄浊等以达到扶正祛邪的目的。

1.湿热蕴结证

[**临床表现**]尿频、尿急、尿痛，排尿困难，小便短赤灼热，腰背酸痛，小腹胀满，舌质红，苔黄腻，脉滑数。

[**治疗方剂**]八正散加减（《经验方》）

海金沙（布包）15g，瞿麦10g，滑石（布包）15g，山栀子15g，车前子（布包）10g，萹蓄10g，败酱草15g，炮穿山甲（先煎）12g，白茅根30g，土茯苓30g，石韦10g，白花蛇舌草30g，莪术10g，夏枯草15g，甘草5g。水煎服。

[**治疗原则**]清利湿热，通利小便。

[**加减法**]

兼心烦，口舌生疮糜烂者：改甘草为甘草梢5g，加生地16g，竹叶10g；

湿热久蕴下焦，致肾阴灼伤而见口干咽燥，潮热盗汗，手足心热，舌尖红者：加知母、生地、牛膝。

2.瘀血凝滞证

[**临床表现**]小便点滴而下，或时而通畅，时而闭塞不通，腹背疼痛，小腹胀满疼痛，舌质紫黯，或有瘀点，脉涩或细数。

[**治疗方剂**]海藻琥珀汤（《北京中医杂志》）

海藻30g，夏枯草30g，莪术15g，皂角刺10g，山慈菇10g，牛膝10g，乌药10g，王不留行10g，琥珀（冲服）1.5g。水煎服。

［治疗原则］清热利湿，活血解毒。

［加减法］

尿血者：加三七粉（冲服）、仙鹤草、藕节炭。

3.肾气亏虚证

［临床表现］小便不通或点滴不爽，排出无力，双下肢浮肿，神疲怯弱，腰膝冷而疲软无力，面色苍白，畏寒肢冷，神气怯弱，舌质黯，苔白，脉沉细。

［治疗方剂］济生肾气丸加减（《中华肿瘤治疗大全》）

肉桂6g，制附片（先煎）10g，熟地15g，丹皮10g，茯苓15g，泽泻10g，山茱萸10g，牛膝15g，车前子（布包）15g，炮穿山甲（先煎）10g，刺猬皮10g，夏枯草30g，龙葵15g。水煎服。

［治疗原则］温补肾阳，化瘀散结。

［加减法］

肾阴阳两虚者：加鹿角胶（烊化）、龟甲（先煎）、人参（蒸兑）、枸杞子。

4.气阴两虚证

［临床表现］尿流变细，排出无力或点滴不通，面色无华，贫血消瘦，倦怠乏力，心悸怔忡，动则气促，头晕眼花，饮食减退，身疼腰痛，潮热盗汗，舌红，苔少或无苔，脉细数。

［治疗方剂］生脉散加味（《临床中医肿瘤学》）

太子参15g，麦冬12g，五味子6g，制首乌12g，枸杞子12g，生黄芪15g，炙鳖甲（先煎）9g，炙龟甲（先煎）9g，白英10g，蛇莓10g。水煎服。

［治疗原则］益气养阴，解毒散结。

［加减法］

眩晕耳鸣者：加杭菊、女贞子；

伴津亏便结者：加玄参、决明子、肉苁蓉；

血虚甚者：加熟地、阿胶。

【辨病用方】

前列腺癌辨病治疗，当注重湿热、虚、瘀毒三个方面。根据肿瘤病期早晚、病人体质强弱，选用或合用清热利湿通淋，健脾补肾，化瘀解毒等治疗方药；如形体壮实，虚象不明显，以攻邪为主，扶正为辅；如形体瘦弱，虚象明显，则以扶正为主，攻邪为辅。

1.前列腺癌各期体质较实者用方

[**治疗方剂**]白花蛇舌草汤(《抗癌中药一千方》)

川楝子15g，白花蛇舌草30g，半枝莲30g，萆薢30g，薏苡仁30g。水煎服。

[**治疗原则**]清热利湿，健脾利水。

[**加减法**]

尿痛者：加延胡索、桃仁。尿血者：加大蓟、小蓟、仙鹤草。

2.前列腺癌中晚期体质较虚者用方

[**治疗方剂**]鹿角皂刺汤(《四川中医》)

熟地30g，土茯苓30g，鹿角胶10g，生黄芪30g，枸杞20g，川牛膝25g，穿山甲10g，制大黄10g，蚤休15g，制鳖甲(先煎)20g，䗪虫6g，丹参15g，皂刺10g，海藻10g，蜈蚣1条，山慈菇15g。水煎服。

[**治疗原则**]补肾活血，化痰散结。

[**加减法**]

血尿者：加白茅根、阿胶；

骨转移疼痛者：加续断、骨碎补、秦艽、忍冬藤、茜草；

肝转移者：加八月札、夏枯草、郁金；

有尿路刺激征者：加车前子、竹叶。

3.前列腺癌骨转移方

[**治疗方剂**]泉安方(《四川中医》)

熟地12g，鹿角霜9g，元参9g，牡蛎(先煎)9g，象贝9g，穿山甲(先煎)9g，半枝莲15g，白花蛇舌草15g，蜀羊泉15g，制附片6g，肉桂10g，炮姜4.5g，麻黄6g，白芥子9g。水煎服。

[**治疗原则**]温肾补血，软坚消积，活血祛瘀，散寒通滞。

【对症治疗】

前列腺癌的对症用方，主要根据患者尿血、小便不通等症状进行选择，并区分是否手术或放疗、化疗等进行相应选方用药。术后治疗以健脾益气养血为主，放疗病人以养阴清热和胃为主，化疗病人以健脾益肾为主。

1.前列腺癌手术后专方

[**治疗方剂**]六君子汤加减(《江西中医药》)

白参（蒸兑）10g，白术10，云茯苓12g，甘草5g，法半夏10g，陈皮9g，炒谷芽15g，炒麦芽15g，生黄芪30g，当归10g，枸杞子15g，天葵子10g，鸡血藤30g，夏枯草10g。水煎服。

[**治疗原则**]健脾补肾，通淋散结。

[**加减法**]

腹胀，小便不通者：加猪苓、泽泻。

2.前列腺癌化疗后专方

[**治疗方剂**]二参女贞汤(《中华肿瘤治疗大全》)

西洋参（蒸兑）6g，薏苡仁30g，绞股蓝15g，白术12g，茯苓12g，太子参15g，麦冬10g，女贞子10g，旱莲草10g，海金沙15g，金银花10g，猪苓15g，甘草5g，白茅藤20g，法半夏10g，陈皮10g，砂仁6g。水煎服。

[**治疗原则**]健脾益气，通淋散结。

[**加减法**]

恶心呕吐者：加竹茹、法半夏；

头晕乏力者：加黄芪、薏苡仁。

3.前列腺癌放疗后专方

[**治疗方剂**]金钱枸杞饮(《中华肿瘤治疗大全》)

红藤15g，生地15g，丹皮10g，沙参10g，太子参10g，枸杞子15g，白芍10g，麦冬10g，金钱草15g，金银花12g，甘草6g。水煎服。

[**治疗原则**]益气养阴，通淋散结。配合放疗治前列腺癌。

［加减法］

大便黏液，里急后重者：加白头翁、当归、木香；

小便频急者：加瞿麦、滑石（布包）。

4.前列腺癌尿血专方

［治疗方剂］小蓟蒲黄汤（《经验方》）

黑山栀9g，炒黄芩4.5g，小蓟炭12g，炒蒲黄（布包）3g，生地12g，淡竹叶4.5g，生甘草3g，当归9g，藕节炭30g。水煎服。

［治疗原则］清热泻火，和血止血。

［加减法］

肝郁胁胀者：加白芍、柴胡。

5.前列腺癌小便不通专方

［治疗方剂］二苓汤（《肿瘤良方大全》）

陈皮3g，姜半夏3g，赤茯苓3g，猪苓3g，泽泻3g，炒白术3g，黄芩2.4g，升麻0.9g，甘草0.9g，炒栀子3g。1日1剂。用水400ml，煎至200ml，不拘时服，待小便解而止。

［治疗原则］健脾利湿，通淋散结。

［加减法］

血尿甚者：加三七、藕节炭。

神经系统肿瘤

一、神经胶质瘤

神经胶质瘤简称胶质瘤，系指发生于神经外胚层的间质细胞和实质细胞的恶性肿瘤。本病的发生与脑胚胎组织发育异常、遗传、化学因素有关。

本病相当于中医病名国家标准的脑瘤，也属于真头痛、厥逆、头风、眩晕、呕吐等范畴。本病为嗜酒肥甘，饥饱劳倦，伤于脾胃，脾失健运，痰浊内阻，气机不畅或情志所伤，肝阳偏亢，阳化风动，气血上逆，气机郁滞，积结成块所致。

【辨证用方】

脑神经胶质瘤的辨证，重在辨虚实。以刺痛、钝痛、固定痛为主症者多为实证；以隐痛、空痛、昏痛、痛势悠悠、时作时止者多为虚证。治疗根据虚实的不同，采用不同的治疗方法，如益气养血，健脾和胃，填精益髓，清热解毒，活血化瘀，升清降浊，化痰通络等。由于手足三阳经络皆循行于头面，可根据头痛的部位，参照经络循行路线，适当加入引经药物。

1.痰湿内阻证

［**临床表现**］头痛头晕，恶心呕吐，视力障碍，半身不遂，谵妄神昏，喉中痰鸣，身重倦怠，舌淡胖，质淡红，苔白腻，脉弦滑。

［**治疗原则**］燥湿祛痰，开窍止痛。

［**治疗方剂**］涤痰蜈蝎汤（《经验方》）

胆南星（先煎）10g，半夏（先煎）10g，竹茹10g，陈皮10g，茯苓皮15g，川芎10g，石菖蒲12g，钩藤15g，牛膝12g，僵蚕10g，全蝎粉（冲服）3g，蜈蚣3条，夏枯草20g，白花蛇舌草，蚤休30g。水煎服。

［**治疗原则**］祛痰通络，醒神开窍。

［**加减法**］

头痛欲裂者：加细辛、蔓荆子；

眩晕者：加天麻；

身热、神昏者：另服安宫牛黄丸。

2.气滞血瘀证

[**临床表现**]头部刺痛，痛有定处，固定不移，面色晦黯，唇紫，指甲瘀斑，大便干，舌质黯有瘀点，苔薄白，脉涩而沉。

[**治疗方剂**]加减通窍活血汤(《中华肿瘤治疗大全》)

桃仁12g，红花10g，当归9g，蜈蚣3条，赤芍10g，桔梗5g，川芎15g，川牛膝10g，全蝎6g，炒枳壳5g，三棱10g，莪术10g，守宫5g，麝香(冲兑)0.03g，甘草5g。水煎服。

[**治疗原则**]活血化瘀，行气止痛，攻坚散结。

[**加减法**]

若头痛如针刺有定处者：加炮山甲、五灵脂；

若头痛剧烈、复视、视物昏花、呕吐者：加丹参、白蒺藜、法半夏。

3.肝胆实热证

[**临床表现**]头痛头胀，如锥如裂，喷射呕吐，面红耳赤，口苦尿黄，便干燥结，唇黯色紫，舌黯红或绛红，苔黄或白，脉弦数。

[**治疗方剂**]加减龙胆泻肝汤(《中华肿瘤治疗大全》)

龙胆草10g，生地15g，川芎15g，赤芍10g，柴胡12g，黄芩15g，桃仁10g，泽泻15g，栀子12g，当归10g，夏枯草20g，野菊花15g，白花蛇舌草30g，车前子(布包)10g，甘草5g。水煎服。

[**治疗原则**]清肝泻火，解毒止痛。

[**加减法**]

抽搐震颤者：加全蝎末、蜈蚣、僵蚕、钩藤；

神志不清者：加安宫牛黄丸。

4.肝阳上亢证

[**临床表现**]头痛头晕，喷射状呕吐，痛剧则吐频，视物模糊，喜怒无常，健忘失语，重则抽搐癫痫或偏瘫，口干颧红，大便干燥或秘结，舌红少苔，脉弦细而数。

［**治疗原则**］镇肝潜阳，息风止痛。

［**治疗方剂**］镇肝息风汤加减（《中华肿瘤治疗大全》）

牛膝15g，代赭石（先煎）15g，生龙骨（先煎）12g，姜半夏15g，生牡蛎（先煎）20g，当归10g，白芍15g，玄参12g，麦冬12g，决明子10g，大黄（后下）10g，蚤休30g，钩藤12g，车前子（布包）10g，泽泻15g，川芎10g，全蝎5g，甘草5g。水煎服。

［**治疗原则**］镇肝息风，解毒止痛。

［**加减法**］

胁肋胀痛者：加柴胡、郁金；

痰多者：加竹沥、胆南星；

昏迷项强者：加安宫牛黄丸。

5.肝肾阴虚证

主证：头痛头晕，耳鸣眩晕，视物不清，恶心呕吐，肢体麻木，失眠健忘，潮热颧红，四肢抽搐或震颤，口眼歪斜，大便干或秘结，小便短赤，舌质红，少苔，脉弦细而数。

［**治疗方剂**］加减阿胶鸡子黄汤（《中华肿瘤治疗大全》）

阿胶（烊兑）10g，白芍15g，石决明15g，钩藤12g，生地12g，红花10g，茯神12g，鸡子黄2枚，生牡蛎（先煎）30g，络石藤10g，全蝎5g，僵蚕10g，甘草5g。水煎服。

［**治疗原则**］滋阴养肾，祛风止痛。

［**加减法**］

口干咽燥者：加沙参、麦冬；

心中烦热者：加栀子、竹叶；

痰热较甚者：加胆南星、川贝。

【辨病用方】

神经胶质瘤的辨病治疗，当注重气、痰、瘀三方面，采用扶正固本的同时，以理气祛痰、活血通经为主，清热解毒为辅，达到攻坚散结、消除或抑制肿瘤生长的目的。临床上根据病期早晚及体质的强弱选用不同的方药。

1.脑胶质瘤各期体质较实者用方

[**治疗方剂**]脑瘤康平胶囊（山东省中医药研究院方）

炒枣仁45g，百合30g，土贝母12g，白花蛇舌草15g，丹参18g，赤芍18g，延胡索15g，川芎12g，细辛45g，蔓荆子12g，水蛭6g，生龙骨30g，泽泻24g，甘草6g。制成胶囊，1次7粒（含生药3～5g），1日3次。

[**治疗原则**]活血化瘀，渗湿利浊，清热解毒，软坚散结。

[**加减法**]

手术后癫痫，发作性抽搐，加全蝎、蜈蚣、制南星、石菖蒲、白胡椒。

2.脑胶质瘤中晚期体质较虚者用方

[**治疗方剂**]通络散结汤（《天津中医药》）

党参15g，白术15g，当归10g，川芎10g，天南星（先煎）10g，半夏（先煎）10g，煅牡蛎（先煎）15g，夏枯草15g，僵蚕10g，地龙10g，䗪虫10g，苍耳子10g，蛇六谷10g，苍术10g，三棱10g，瓜蒌10g，猪苓15g，红花10g，重楼10g，桃仁10g，菊花10g，女贞子10g，猫爪草15g，天花粉10g，甘草6g，大枣7枚，干姜3片。水煎服。

[**治疗原则**]祛风化瘀，通络散结。

[**加减法**]

加服祛风化瘀散（全蝎60g，守宫90g，三七60g，蜈蚣60g，天麻60g，人工牛黄60g，白花蛇舌草60g，炮制后研细末，1次5g，1日3次）。头痛头晕者：加防风、石决明、延胡索；

视力模糊者：加远志、石菖蒲；

低热烦躁者：加蒲公英、半枝莲、柴胡；

胸闷、气急、恶心者：加瓜蒌、葶苈子、旋覆花。

【**对症治疗**】

脑神经胶质瘤的对症用方，要根据患者主要症状进行选择；并区分是否手术或放疗、化疗等治疗。术后治疗以健脾益肾补益气血为主，放疗病人以养阴清热、活血解毒为主，化疗病人以健脾和胃、益肾填精为主。

1.脑神经胶质瘤手术后专方

（1）脑胶质瘤手术后气血亏虚弱。

［**治疗方剂**］黄芪首乌汤（《中华肿瘤治疗大全》）

黄芪15g，璐党参15g，补骨脂15g，巴戟天12g，当归15g，熟地12g，何首乌20g，白芷12g，菊花15g，白僵蚕10g，全蝎末（冲服）3g，白术12g，陈皮10g，半枝莲30g，白花蛇舌草30g，鹿角胶（烊化）10g，甘草5g。水煎服。

［**治疗原则**］健脾益肾，清热解毒。

［**加减法**］

术后口干咽燥、舌红少苔者：加参须、麦冬、玉竹；

术后并发癫痫者：加丹参、川芎、地龙；

视力障碍者：加枸杞子、木贼草。

（2）脑胶质瘤手术后癫痫抽搐。

［**治疗方剂**］四君温胆汤（《经验方》）

太子参15g，白术10g，陈皮10g，法半夏10g，茯苓皮15g，砂仁5g，黄芪15g，胆南星（先煎）10g，枸杞子10g，女贞子12g，莪术10g，钩藤15g，僵蚕10g，全蝎（冲服）3g，蜈蚣3条，夏枯草20g，白花蛇舌草30g，蚤休30g。水煎服。

［**治疗原则**］健脾化痰，息风止痉。

［**加减法**］

若急躁易怒、心烦失眠者：加龙胆草、青黛、芦荟；

大便秘结者：加大黄。

2.脑神经胶质瘤放疗

［**治疗方剂**］参茱汤（专方《中华肿瘤治疗大全》）

当归12g，生地15g，丹参15g，车前子（包煎）12g，泽泻15g，山茱萸15g，陈皮10g，女贞子12g，胡桃肉10g，西洋参（蒸兑）10g，全蝎5g，菊花15g，红花10g，蚤休30g，甘草5g。水煎服。

［**治疗原则**］益气养阴，化瘀通络。

[加减法]

头晕、视物模糊者：加夜明砂、枸杞子；

纳差者：加麦芽、山楂；

恶心呕吐者：加姜半夏、竹茹。

3.脑神经胶质瘤化疗专方

[治疗方剂]癌复康方加减（《经验方》）

人参10g，白术10g，茯苓15g，当归10g，陈皮10g，法半夏12g，砂仁6g，广木香6g，女贞子10g，旱莲草15g，枸杞子10g，菟丝子10g，仙灵脾10g，黄芪15g，夏枯草15g，白花蛇舌草30g，甘草5g。水煎服。

[治疗原则]健脾和胃，益肾生髓。

[加减法]

若气血不足明显者：重用黄芪，加川芎、白芍、熟地；

若头痛连及项背者：加粉葛；

若前额头痛者：加细辛、白芷。

4.脑神经胶质瘤呕吐专方

[治疗方剂]小半夏汤合苓桂术甘汤加减

生姜10g，法半夏10g，茯苓15g，桂枝10g，白术10g，砂仁5g，白花蛇舌草30g，半边莲30g，陈皮10g，黄连5g，甘草5g。水煎服。

[治疗原则]温化痰饮，和胃降逆。

[加减法]

视力障碍、头痛者：加白芷、川芎、泽泻；

口干口苦者：加黄芩、栀子、生地。

5.脑神经胶质瘤头痛专方

[治疗方剂]消风豁痰汤加减（《中华肿瘤治疗大全》）

黄芩10g，羌活10g，红花10g，姜半夏10g，陈皮10g，白茯苓15g，独活10g，防风10g，白芷10g，粉葛30g，全蝎5g，蜈蚣3条，丹参30g，白花蛇舌草30g，甘草5g。水煎服。

[治疗原则]祛风化痰，清热解毒。

[**加减法**]

痰毒内盛，引起神昏者：加石菖蒲、天竺黄；

大便秘结者：加大黄。

二、脑垂体肿瘤

脑垂体肿瘤是鞍区最多见的肿瘤。根据垂体腺瘤细胞的染色情况，分为嫌色性、嗜酸性、嗜碱性及兼有上述细胞特征的混合性垂体腺瘤；根据其临床表现并与上述相对应又分为非功能性腺瘤和功能性腺瘤（肢端肥大症和库欣病）。其发生与脑部损伤、射线、化学污染及病毒等因素有关。

本病相当于中医病名国家标准的脑瘤，亦属于头痛、虚劳、阳痿、乳泣、不孕、心悸等范畴，其病因病机多因禀赋不足、肾精亏虚、导致肝肾阴亏、肝阳上亢；或饮食不节，损伤脾胃，脾失健运，痰湿内生，气机不畅，脉络阻塞所致；或风痰上扰，蒙昧清窍所致。

【**辨证用方**】

脑垂体瘤的辨证，首先从病位辨，垂体肿瘤病位在脑，头为精明之府，神明之主，又内藏脑髓，脑为髓海，肝脾肾功能失调，以致风、火、痰、瘀内结于脑，久则形成脑瘤，故治疗上采用健脾疏肝，滋阴养肾，化瘀解毒，祛风通络等；其二从主症辨，其主要表现为头痛、视力下降，主要因脑络痹阻或失养，清窍不利所致，故采用滋阴养血，调神利窍，活血化瘀，缓急止痛等；其三从并发症辨，如肥胖、阳痿、闭经、糖尿病，根据辨证的不同，分别论治。

1.痰湿内阻证

[**临床表现**] 形体肥胖，头痛，头晕眼花，视力模糊，健忘，乏力，步态不稳，舌质淡胖，苔白腻，脉弦滑。

[**治疗原则**] 豁痰祛湿，软坚散结。

[**治疗方剂**] 化痰清脑汤（《中医疑难杂症诊治》）

钩藤20g，土茯苓15g，茯苓15g，瓦楞子15g，野菊花10g，佩兰10g，厚朴10g，白蔻仁10g，枳实10g，生石膏（先煎）30g。水煎服。

［**治疗原则**］祛痰除湿，利脑开窍。

［**加减法**］

风痰者：加南星、竹沥；

热痰者：加胆南星、黄芩；

火痰者：加石膏、青黛。

2.风痰上扰证

［**临床表现**］突发头痛剧烈，视力障碍，恶心呕吐，大便秘结，耳聋耳闭，咳痰黏稠，舌质黯淡，苔黄腻，脉弦滑。

［**治疗方剂**］丹参消风饮（《中华肿瘤治疗大全》）

丹参30g，川芎10g，羌活10g，防风10g，法半夏10g，茯苓15g，白僵蚕（炒）10g，藿香叶10g，荆芥穗10g，蝉蜕4g，甘草5g，厚朴10g，陈皮10g。水煎服。

［**主治功能**］祛风化瘀，通络止痛。

［**加减法**］

头颈项强痛者：加紫金藤、粉葛；

恶心呕吐者：加黄芩、吴茱萸、竹茹；

热毒甚者：加白花蛇舌草、半枝莲、黄连。

3.肝胃炽热证

［**临床表现**］头胀痛，心烦易怒，失眠多梦，多食易饥，口渴喜冷饮，形体消瘦，女子闭经，舌红，苔黄，脉弦数。

［**治疗方剂**］加减龙胆泻肝汤（《神经系统肿瘤学》）

太子参15g，黄芪15g，葛根30g，龙胆草6g，炒栀子9g，黄芩9g，泽泻12g，白花蛇舌草30g，车前子（布包）9g，当归3g，生地9g，柴胡6g，生甘草5g。水煎服。

［**治疗原则**］清肝泻火。

［**加减法**］

肝火化风、肢体麻木、震颤者：加全蝎、蜈蚣、地龙、僵蚕；

呕恶、视力障碍者：加羚羊角、法半夏、菊花。

4.肝肾阴虚证

［**临床表现**］头痛，头晕眼花，女子闭经，白带减少，男子阳痿，毛发稀少，健忘、失眠，视物模糊，口干欲饮，五心烦热，腰膝酸软，尿赤灼热，大便秘结，舌淡红，少苔，脉细数。

［**治疗方剂**］加减左归丸（《神经系统肿瘤学》）

太子参15g，天麻10g，熟地15g，怀山药12g，枸杞子12g，山茱萸12g，川牛膝12g，菟丝子12g，鹿角胶（烊化）12g，龟胶（烊化）12g，白花蛇舌草30g，蚤休30g，甘草5g。水煎服。

［**治疗原则**］滋阴补肾。

［**加减法**］

若五心烦热、舌红、脉弦细数者：加炙鳖甲、知母、黄柏、丹皮；

若肢体麻木者：加全蝎、蜈蚣；

虚火上炎者：去枸杞子、鹿角胶，加女贞子、麦冬。

5.痰瘀阻窍证

［**临床表现**］头痛经久不愈，其痛如刺，固定不移，视物昏蒙，呕恶痰涎，舌紫或有瘀斑、瘀点，苔薄白，脉沉细。

［**治疗方剂**］加减通窍活血汤（《中华肿瘤治疗大全》）

麝香（冲服）0.03g，赤芍10g，蜈蚣3条，全蝎5g，天竺黄10g，川芎10g，桃仁9g，红花9g，老葱3g，红枣5g，甘草5g。水煎服。

［**治疗原则**］活血通窍。

［**加减法**］

气虚明显者：加黄芪；

视物昏蒙者：加枸杞子、菊花。

6.脾肾阳虚证

［**临床表现**］头晕闷痛，视物模糊，男子阳痿，女子闭经，嗜睡，精神不振，气短懒言，形寒肢冷，大便溏薄，小便清长，舌质胖大，边有齿痕，舌淡苔白，脉沉细无力。

［治疗方剂］金匮肾气丸加减（《中华肿瘤治疗大全》）

熟地10g，山药10g，泽泻12g，肉桂6g，茯苓15g，山茱萸10g，枸杞子10g，佩兰10g，仙灵脾15g，白术12g，党参15g，黄芪15g，全蝎5g，红花10g，蚤休30g，巴戟天10g，甘草5g。水煎服。

［治疗原则］温补肾阳，健脾化瘀。

［加减法］

面色晦黯无华、头面四肢浮肿、苔腻者：加赤小豆、姜片、防己；

腹胀、纳呆者：加陈皮、藿香。

【辨病用方】

脑垂体肿瘤的辨病治疗，一是注意体质，调整阴阳平衡，做到“阴平阳秘，精神乃治”，如养心安神，益气养血，健脾益肾等；二是针对并发症，如肢端肥大症、女子继发性闭经、男子阳痿、消渴等，应审症求因；三是该类病人经手术或γ刀治疗后，体质虚弱，精神状况差，故应重视扶正治疗，消除手术等因素对人体的损害，如扶正固本、补肾填髓等。

1.脑垂体瘤体质较实用方

（1）［治疗方剂］五虫化痰饮（《中医杂志》）

半夏（先煎）10g，天南星（先煎）10g，夏枯草15g，石菖蒲10g，僵蚕10g，生牡蛎（先煎）15g，地龙3g，蜈蚣2条，猪苓12g，茯苓12g，蟾酥0.01g，䗪虫10g，壁虎2g。水煎服。

［治疗原则］化痰祛瘀，通络散结。

［加减法］

头痛剧烈者：加川芎、全蝎粉；

视物模糊者：加枸杞子、菊花、决明子、青葙子；

咳痰不爽者：加海浮石、海蛤壳、瓦楞子、猫爪草；

偏瘫者：加黄芪、赤芍、当归；

畏寒肢冷者：加附子、肉桂、炮姜、小茴香、吴茱萸；

阳痿不举，加菟丝子、仙灵脾、仙茅；

闭经者：加当归、川芎、王不留行、穿山甲；

夜寐不安者：加灯心草、远志、朱砂；

恶心呕吐者：加木香、竹茹、陈皮、九香虫、旋覆花；

阴虚潮热者：加北沙参、石斛、龟甲、鳖甲、生地；

脘闷纳呆者：加陈皮、焦山楂、焦麦芽、焦神曲、生薏苡仁、鸡内金；

形瘦体虚者：加黄芪、太子参、当归、生地、麦冬。

（2）[**治疗方剂**]大追风散加减（《中华肿瘤治疗大全》）

川乌（先煎）6g，丹参20g，川芎10g，僵蚕10g，石膏（先煎）10g，甘草5g，白附子（先煎）6g，全蝎5g，羌活10g，地龙10g，胆南星（先煎）10g，天麻10g，白芷10g，制乳香10g，制没药10g，草乌（先煎）5g。水煎服。

[**治疗原则**]消风化痰，活血止痛。主治脑垂体瘤，症见偏正头痛、头目眩晕、心烦、百节酸痛。

[**加减法**]

瘀毒内结者：去白附子、僵蚕、羌活，加拳参、田三七、丹参。

2.脑垂体瘤晚期体质较虚用方

[**治疗方剂**]通络散结汤（《天津中医药》）

党参15g，白术15g，当归10g，川芎10g，天南星（先煎）10g，半夏10g，煅牡蛎（先煎）15g，夏枯草15g，僵蚕10g，地龙10g，䗪虫10g，苍耳子10g，蛇六谷10g，苍术10g，三棱10g，瓜蒌10g，猪苓15g，红花10g，重楼10g，桃仁10g，菊花10g，女贞子10g，猫爪草15g，天花粉10g，甘草6g，大枣7枚，干姜3片。水煎服。

[**治疗原则**]祛风化瘀，通络散结。

[**加减法**]

加服祛风化瘀散（全蝎60g，守宫90g，三七60g，蜈蚣60g，天麻60g，人工牛黄60g，白花蛇舌草60g，炮制后研细末，1次5g，1日3次）。头痛头晕者：加防风、石决明、延胡索；

视力模糊者：加远志、石菖蒲；

低热烦躁者：加蒲公英、半枝莲、柴胡；

胸闷气急、恶心者：加瓜蒌、葶苈子、旋覆花。

【对症治疗】

脑垂体瘤的对症用方，除要根据患者的主要症状和并发症进行选择外，当区分是否手术、放疗或化疗等治疗。术后治疗以健脾益肾补益气血为主，放疗病人以养阴清热解毒为主，化疗病人以健脾和胃、益肾养血为主。

1.脑垂体瘤手术后方

（1）手术后气阴两亏。

［**治疗方剂**］参芪饮（《经验方》）

人参15g，黄芪15g，茯苓10g，白术10g，鸡血藤30g，枸杞子19g，女贞子12g，莪术9g，黄精10g，半枝莲30g，泽泻10g，全蝎6g。水煎服。

［**治疗原则**］益气养肾。

［**加减法**］

眼蒙、视力障碍者：加密蒙花、菊花；

头痛者：加白芷、川芎；

性功能低下者：加仙灵脾、仙茅、巴戟天、锁阳；

女子闭经者：加益母草、香附、红花。

（2）脾胃虚弱，不思饮食。

［**治疗方剂**］养胃进食丸加味

苍术10g，神曲10g，白茯苓10g，厚朴10g，炒麦芽10g，白术10g，太子参10g，炒山楂15g，甘草5g。水煎服。

［**治疗原则**］益气健脾，和胃化滞。

［**加减法**］

如胃脘部胀满者：加广木香；

如血虚夹瘀者：加丹参、归尾；

若血虚明显者：加当归、川芎。

（3）术后头晕头痛。

［**治疗方剂**］天麻僵虫汤（《辽宁中医杂志》）

菊花10g，桑叶10g，赤、白芍各10g，制半夏10g，枳壳10g，香附

10g，桃仁10g，僵蚕3g，石决明（先煎）10g，地龙10g，天麻10g，全蝎5g，贝母10g，钩藤15g，石斛10g，半枝莲30g，白花蛇舌草30g。水煎服。

[**治疗原则**]平肝潜阳，通络化痰。

[**加减法**]

症状减轻改散剂。颅内高压者：加泽泻、白术、猪苓。

2.脑垂体瘤放疗专方

[**治疗方剂**]二冬四参汤（《经验方》）

麦冬12g，天冬12g，沙参10g，玄参9g，生地10g，泽泻12g，玉竹9g，金银花15g，党参12g，茯苓皮12g，白术10g，丹参12g，夏枯草15g，全蝎5g，白花蛇舌草20g，甘草3g。水煎服。

[**治疗原则**]益气养阴，清热解毒。主治脑垂体瘤放疗后气阴两虚者。

[**加减法**]

口干舌燥明显者：加石斛、知母；

头晕面胀、舌质黯、苔厚腻者：加苍术、佩兰。

3.头痛，眩晕

[**治疗方剂**]附子芎术汤（《中华肿瘤治疗大全》）

川芎10g，附子3g，白术10g，桂心5g，甘草5g。水煎服。

[**治疗原则**]温阳健脾，活血止痛。主治脑垂体瘤头痛、头晕。

[**加减法**]

形寒肢冷者：去桂心，加肉桂。

4.肥胖、糖尿病

（1）[**治疗方剂**]竹叶黄芪汤（《湖南省中医药研究院经验方》）

淡竹叶10g，生地黄10g，生芪25g，蚤休30g，白花蛇舌草30g，麦冬10g，当归6g，川芎6g，黄芩10g，知母10g，人参10g，怀山药20g，石膏（先煎）30g。水煎服。

[**治疗原则**]益气养血，清热生津。主治脑垂体瘤引起血糖升高者，症见气血虚，胃火盛作渴。

［**加减法**］

气虚明显者：重用黄芪，加灵芝；

颈项强痛者：加葛根。

（2）［**治疗方剂**］加减一阴煎加减（《中医肿瘤防治大全》）

生地10g，白芍15g，麦冬10g，熟地10g，石膏（先煎）15g，拳参15g，冬凌草15g，知母10g，地骨皮10g，炙甘草5g。水煎服。

［**治疗原则**］滋阴清热。主治脑垂体瘤引起血糖升高，烦渴不止，潮热不退者。

［**加减法**］

如躁烦热甚便结者：加胡黄连、火麻仁、郁李仁；

如小便热涩者：加栀子、滑石；

如火浮于上者：加泽泻、牛膝。

（3）［**治疗方剂**］黄连三汁饮（《中华肿瘤治疗大全》）

黄连（研末）500g，牛乳汁500g，白莲藕汁500g，生地黄汁500g。调匀，1次20g，1日2次。

［**治疗原则**］清热解毒，养阴生精。主治脑垂体瘤引起血糖升高，症见阴亏津伤者。

［**加减法**］

热甚伤津者：加知母、石膏。

（4）［**治疗方剂**］人参石膏汤（《中医肿瘤防治大全》）

人参15g，黄芪15g，石膏（先煎）30g，知母21g，粉葛30g，怀山药30g，石斛10g，甘草12g。水煎服。

［**治疗原则**］清热泻火，益气生津。主治脑垂体瘤症见上焦烦渴，火甚津伤者。

［**加减法**］

气虚津伤者：加天花粉，改人参为西洋参。

5.脑垂体瘤引起全身骨质疏松症

［**治疗方剂**］补益丸加味（《中医肿瘤防治大全》）

白术60g，丹参30g，生地黄45g，龟甲（酒浸炙）30g，锁阳（酒浸）30g，当归身（酒浸）30g，陈皮30g，怀牛膝（酒浸）30g，干姜20g，炒黄柏15g，五味子6g，炙甘草3g，白芍（酒浸）30g，菟丝子（酒蒸熟，研如糊，晒干）30g，猪脑骨髓适量。研末，1次5g，1日3次。

[**治疗原则**]益肾生髓。

[**加减法**]

热毒内结者：加黄连、白花蛇舌草、半枝莲。

三、脊髓肿瘤

脊髓肿瘤又称椎管内肿瘤，是指发生在脊髓、脊膜、神经根、纤维组织、脂肪组织、血管及骨性结构的原发性肿瘤及继发性肿瘤，其发生与损伤、射线、化学污染、病毒等因素有关。

本病相当于中医病名的风痱、瘫痪、痿痹等范畴。中医认为其发病乃因外感毒邪侵犯肾经，侵袭督脉，毒邪凝滞，经脉受阻，气血运行不畅，瘀毒蕴结而成。其病位在脊髓，与肾、肝、脾有关，其病性有虚、实两端，实在痰、瘀、毒、湿，虚在气血阴阳亏损。

【**辨证用方**】

脊髓肿瘤的治疗，首辨邪正虚实。虚证当益气养血、健脾和胃、益气生津、填精益髓、补肾健脑等以扶正固本，调整机体内气血阴阳平衡，以抵御疾病、战胜疾病；实证予以清热解毒、软坚散结、活血化瘀等以去除病邪，减轻病邪对正气的损伤，以利于保存正气和使正气恢复。

1.气血亏虚、寒湿阻络证

[**临床表现**]头后部及颈项胀痛，头重如裹，面色萎黄，身重倦怠，四肢酸楚，肢体麻木或感觉障碍，甚则截瘫，舌苔白腻，脉沉紧或濡细而数。

[**治疗原则**]益气养血，除湿通络。

[**治疗方剂**]身痛逐瘀汤加减（《中华肿瘤治疗大全》）

当归12g，川芎12g，生地12g，桃仁10g，红花10g，羌活10g，桂枝

10g，秦艽12g，细辛3g，杜仲12g，桑寄生15g，怀牛膝12g，地龙10g，白花蛇舌草30g，蚤休30g，甘草5g。水煎服。

[**治疗原则**]活血通络，清热解毒。

[**加减法**]

肢体痉挛或瘫痪者：加全蝎、蜈蚣；

气血亏虚者：加黄芪、人参。

2.气虚血瘀证

[**临床表现**]胸胁及腰腹疼痛，肢体感觉异常，蚁走感，针刺感，以致痿软，精神萎靡，乏力，纳差，舌体胖大，舌质淡红，苔薄白，脉沉细缓无力。

[**治疗原则**]补气活血，通络止痛。

[**治疗方剂**]养心汤加补阳还五汤加减

郁李仁15g，生芪15g，当归15g，川芎10g，茯苓10g，茯神10g，远志10g，人参12g，半夏10g，肉桂5g，赤芍8g，桃仁5g，红花3g，地龙8g，五味子10g，炒枣仁10g，丹皮10g，全蝎8g，夜明砂6g，白菊花8g，黄药子8g，灵芝8g，穿心莲10g。水煎服。

[**治疗原则**]养心健脾，化瘀通络。

[**加减法**]

气虚明显者：重用黄芪；

热毒较重者：加白花蛇舌草、拳参、半枝莲等。

3.脾肾阳虚证

[**临床表现**]腰膝冷痛，形寒肢冷，头晕乏力，气短懒言，肢体痿痹，筋脉挛急，步履蹒跚、艰难，甚则截瘫，舌体淡胖，苔白滑，脉沉细。

[**治疗方剂**]肾气丸合理中丸加减（《癌症疼痛中西医汇通》）

熟地20g，怀山药10g，山茱萸10g，泽泻10g，茯苓10g，牡丹皮10g，桂枝5g，附子（先煎）10g，干姜10g，党参15g，白术10g，炙甘草10g。水煎服。

[**治疗原则**]温补脾肾。

［加减法］

若感觉障碍，有蚁行感，或凉感者：加全蝎、蜈蚣；

气虚者：加黄芪；

面浮肢肿者：加防己、黄芪。

4.肝肾阴虚证

［临床表现］下肢麻痹，感觉丧失，痿废不用，性欲障碍，小便失禁，腰膝酸软，五心烦热，潮热盗汗，舌质红少苔，脉沉细。

［治疗方剂］镇肝熄风汤合加杞菊地黄汤加减（《神经系统肿瘤学》）

熟地24g，茯苓15g，山茱萸10g，怀山药15g，枸杞子10g，白菊花10g，丹皮12g，泽泻10g，怀牛膝20g，生龙骨（先煎）30g，生牡蛎（先煎）30g，生赭石（先煎）20g，白芍15g，玄参15g，生龟甲（先煎）30g，川楝子12g，广木香10g，台乌药10g，玄胡10g，天冬15g，白花蛇舌草15g，升麻6g，薄荷6g。水煎服。

［治疗原则］滋肾柔肝，祛风通络。

［加减法］

腰膝痛软者：加牛膝；

下肢感觉障碍者：加木瓜、蜈蚣、五加皮。

【辨病用方】

脊髓肿瘤的辨病治疗，主要是针对病情的虚实，分别采用补肾填精、益气养血、养阴生精、活血通络、清热解毒等。

1.多发脊髓肿瘤广泛转移

［治疗方剂］竺黄磁石汤（《现代治癌验方精选》）

鱼脑石15g，广郁金12g，石菖蒲10g，天竺黄10g，石决明12g，珍珠母24g，煅磁石（先煎）30g，赤芍10g，橘红6g，地龙10g，桃仁10g，钩藤12g，川牛膝25g，白芍12g，生代赭石（先煎）30g。水煎服。

［治疗原则］祛风化痰，镇惊安神。

［加减法］

虚火上炎者：加生地、玄参；

痰蒙心窍，神志恍惚及伏热呕吐者：加服安宫牛黄丸或局方至宝丹；

肝阳上亢、眼目昏糊者：加苦参、龙胆草、龙葵。

2.脾肾两亏（全身乏力、腰部酸痛）

[**治疗方剂**]丹参二仁汤（《现代治癌验方精选》）

怀山药12g，生薏苡仁24g，熟薏苡仁24g，山茱萸9g，桑寄生24g，仙灵脾9g，赤芍9g，白芍9g，川芎9g，丹参9g。水煎服。

[**治疗原则**]健脾益肾，活血养血。

[**加减法**]

配合牛黄醒消丸、六味地黄丸、小金片口服。

【对症治疗】

脊髓肿瘤的对症治疗，主要针对主症及手术、放疗、化疗副反应治疗。

1.手术后专方

[**治疗方剂**]加味补阳还五汤（《中华肿瘤治疗大全》）

黄芪20g，党参15g，当归15g，川芎12g，赤芍10g，牛膝12g，红花10g，桂枝10g，陈皮10g，地龙10g，茯苓10g，白术10g，白花蛇舌草30g，蚤休30g，甘草5g。水煎服。

[**治疗原则**]益气健脾，化瘀解毒。主治脊髓肿瘤手术后气血不足，瘀毒未尽者。

[**加减法**]

术后多汗者：加浮小麦；

呕吐者：加姜竹茹、姜半夏；

肢麻者：加僵蚕、防风、桑寄生。

2.放疗后专方

[**治疗方剂**]四物寄生汤（《中华肿瘤治疗大全》）

当归12g，生地15g，川芎10g，茯苓12g，枸杞子12g，女贞子12g，黄芪15g，陈皮10g，补骨脂12g，淫羊藿12g，巴戟天10g，桑寄生15g，鸡血藤30g，白花蛇舌草30g，甘草5g。水煎服。

[**治疗原则**]补血养血，滋阴益肾。主治脊髓肿瘤放疗后肾精亏虚者。

［**加减法**］

口干咽痛者：加沙参、麦冬、石斛；

失眠烦躁者：加酸枣仁、珍珠母、柏子仁；

胃纳欠佳，食欲不振者：加谷芽、麦芽、鸡内金。

3.化疗后专方

［**治疗方剂**］癌复康加减（《经验方》）

人参10g，黄芪30g，白术10g，茯苓10g，枸杞子10g，女贞子10g，菟丝子10g，广木香10g，仙灵脾10g，法半夏10g，砂仁5g，旱莲草15g，夏枯草15g，白花蛇舌草30g，甘草5g。水煎服。

［**治疗原则**］健脾益肾，和胃理气。

［**加减法**］

恶心呕吐甚者：加姜竹茹、代赭石；

气虚多汗者：加山茱萸、煅牡蛎；

腹泻者：加吴茱萸、黄连、神曲；

便溏者：加薏苡仁、扁豆、莲子；

纳呆者：加山楂、鸡内金。

4.肢体感觉障碍

（1）［**治疗方剂**］南星蒺藜汤（《中华肿瘤治疗大全》）

生半夏（先煎）30g，天南星（先煎）30g，苍耳草15g，白蒺藜15g，生姜5g。水煎服。

［**治疗原则**］化痰通络。主治脊髓肿瘤引起的肢体及肌肤感觉障碍者。

［**加减法**］

痰瘀阻滞经络者：加蜈蚣、全蝎、僵蚕；

脾虚气弱者：加生黄芪、陈皮、茯苓；

热毒明显者：加白花蛇舌草、半枝莲等。

5.肌肉萎缩、上下肢活动障碍者专方

［**治疗方剂**］加味二妙散（《中华肿瘤治疗大全》）

黄柏10g，龟甲（先煎）10g，薏苡仁30g，木瓜15g，甘草5g，蜈蚣3

条，全蝎5g。水煎服。

[**治疗原则**]清热燥湿，通利筋脉。

[**加减法**]

夹瘀之证，加桃仁、红花、丹参、赤芍；

热甚伤阴者：加生地、麦冬。

6.癌性疼痛

[**治疗方剂**]癌痛散（《中国医药学报》）

生川乌20g，生天南星20g，山慈菇20g，蜂房20g，徐长卿20g，生附子15g，乳香15g，没药15g，全蝎15g，蜈蚣15g，大黄30g，姜黄30g，石上柏40g，麝香1g。研末，加凉开水，调敷痛处，厚1.5～2mm，油纸覆盖，胶布固定。1日1次，5日为1个疗程。

[**治疗原则**]祛寒，通络，活血止痛。主治癌性轻、中度疼痛。

[**临床报道**]致癌性轻、中度疼痛139例，总有效率82%。

女性常见肿瘤

一、乳腺癌

乳腺癌指发生于乳腺小叶和导管上皮的恶性肿瘤。其发病与遗传、哺乳、月经初潮年龄早、高龄初产、未经产、闭经晚、身高、绝经后肥胖、高水平的电离辐射、良性乳腺疾病史等有关。

本病相当于中医病名国家标准的乳癌，也属于乳岩、乳石痈、乳石等范畴。中医认为其主要的病因病机为：七情太过，肝气郁结；肝郁脾虚，气滞痰凝；或年高体虚，冲任失调，日久致气滞血瘀，热毒内蕴，结积而成。其中与肝脾关系最为密切，即明·薛己《女科撮要》云："乳岩属肝脾二脏郁怒，气血亏损。"

【辨证用方】

乳腺癌的辨证，重在辨痰、瘀、虚、实，以乳房肿块，质地坚硬或乳房肿块迅速增大、疼痛，间或红肿，甚则溃烂翻花者，多为瘀、热、实；以乳房肿块漫肿无边，边界不清或乳中结块，与胸壁粘连，推之不动者，多为痰、虚。因乳头属足厥阴肝经，乳房属足阳明胃经，故乳腺癌与肝脾关系最密切，治疗时多配伍疏肝健脾之品。

1.肝郁气滞证

［**临床表现**］乳房肿块初起，胀痛，牵引两胁作胀，情绪抑郁或急躁，心烦易怒，口苦咽干，头晕目眩，苔薄白或薄黄，脉弦滑。

［**治疗原则**］疏肝理气，化痰散结。

［**治疗方剂**］瓜蒌逍遥汤（《中华肿瘤治疗大全》）

瓜蒌30g，当归15g，白芍15g，柴胡10g，赤茯苓12g，白术12g，郁金12g，香附12g，橘叶10g，鹿角胶10g，生甘草5g，夏枯草15g，白花蛇舌草30g，八月札10g，山慈菇9g。水煎服。

［**治疗原则**］疏肝解郁，解毒化痰。

[**加减法**]

气虚者：加人参、黄芪；

阴虚者：加天冬、麦冬、石斛；

血虚者：加熟地、阿胶、三七；

血瘀者：加三棱、莪术、皂角刺、穿山甲、王不留行；

热毒者：加蚤休、半枝莲、白花蛇舌草、蒲公英；

湿热内蕴者：加薏苡仁、白蔻仁；

便秘者：加槟榔、火麻仁。

2.肝郁化火证

[**临床表现**]乳房肿块，质地坚硬，状似覆碗，推之不移，边缘不清，皮色紫黯，心烦易怒，便干尿赤，口苦咽干，舌红苔黄，脉弦数。

[**治疗方剂**]加减龙胆泻肝汤(《中华肿瘤治疗大全》)

龙胆草15g，栀子10g，黄芩15g，泽泻12g，当归10g，柴胡10g，生地12g，郁金10g，赤芍10g，瓜蒌10g，半枝莲30g，龙葵15g，牡蛎(先煎)30g，穿山甲(先煎)15g，制鳖甲(先煎)12g，贝母10g，漏芦12g，白花蛇舌草30g，生甘草6g。水煎服。

[**治疗原则**]清肝解毒，化瘀软坚。

[**加减法**]

乳房胀痛甚者：加王不留行、路路通、延胡索、广木香；

皮肤紫黯者：加水蛭、虻虫、桃仁；

气虚神疲者：加黄芪、人参；

纳呆乏力者：加白术、炒山楂、黄芪；

大便结者：加大黄、枳实。

3.冲任失调证

[**临床表现**]乳房内单发肿块，月经前胀痛加剧，腰酸腿软，烦劳体倦，五心烦热，口干咽燥，苔少或薄黄，脉细数无力。

[**治疗方剂**]滋阴补肾汤(《中西医结合临床外科手册》)

女贞子30g，旱莲草10g，当归10g，鹿角霜(冲兑)15g，山茱萸10g，玄参15g，川贝母10g，鸡血藤30g，丹参15g，半枝莲30g，丝瓜络10g，瓜蒌30g。水煎服。

[**治疗原则**]滋阴补肾，养血活血。

[**加减法**]

气虚乏力者：加黄芪、党参；

津亏烦渴者：加石斛、天花粉、沙参、麦冬；

肿块破溃流血者：加白芥子、王不留行、穿山甲、荆芥炭。

4.热毒瘀结证

[**临床表现**]乳房肿块迅速增大、疼痛，间或红肿，甚则溃烂翻花，恶臭，或发热，心烦口干，大便秘结，小便短赤，舌黯红，有瘀斑，舌苔黄腻，脉弦数。

[**治疗方剂**]五味消毒饮合桃红四物汤（《经验方》）

金银花20g，桃仁10g，红花10g，赤芍15g，野菊花10g，蒲公英10g，紫花地丁10g，紫背天葵10g，生地15g，白花蛇舌草15g，莪术10g。水煎服。

[**治疗原则**]清热解毒，活血化瘀。

[**加减法**]

流脓恶臭者：加薏苡仁、仙鹤草；

便秘者：加大黄、牛蒡子、枳实；

乳房痛甚者：加郁金、延胡索；

肿块红肿热痛甚、溃烂者：加山慈菇、连翘、夏枯草、半枝莲、土茯苓、猫爪草。

5.气血两虚证

[**临床表现**]乳中结块，与胸壁粘连，推之不动，乳房遍生疙瘩，头晕目眩，气短乏力，面白无华，神疲消瘦，纳呆，舌质淡，脉沉细无力。

[**治疗方剂**]加减益气养荣汤（《中华肿瘤治疗大全》）

党参15g，白术10g，茯苓10g，炙甘草6g，陈皮10g，黄芪30g，当归15g，川芎10g，生地15g，白芍15g，丹参15g，白花蛇舌草30g，蚤休

30g，香附10g，鹿角霜（冲兑）12g。水煎服。

[**治疗原则**] 补血健脾，化瘀解毒。

[**加减法**]

气虚甚者：改党参为人参；

阴虚者：加天冬、麦冬、沙参、鳖甲；

血水不净者：加草河车、凤尾草、紫草、蒲公英；

出血不止者：加阿胶、地榆炭，甚则加三七粉；

心烦失眠者：加茯神、酸枣仁、远志；

肝气郁结者：加郁金、柴胡、青皮。

6.脾虚痰湿证

[**临床表现**] 乳房肿块漫肿无边，边界不清，形体肥胖，多痰，胸脘痞闷，纳呆乏力，便溏，舌质淡胖，或伴有舌边有齿痕，苔白腻，脉滑。

[**治疗方剂**] 参苓白术散加减（《中华肿瘤治疗大全》）

人参10g，茯苓12g，炒白术10g，薏苡仁12g，莲子肉10g，砂仁6g，桔梗10g，炒扁豆10g，山药15g，蚤休30g，石见穿30g，甘草10g。水煎服。

[**治疗原则**] 益气健脾，解毒渗湿。

[**加减法**]

乳房肿块漫肿无边，边界不清者：加海藻、昆布、贝母；

偏热者：加蒲公英、夏枯草、野菊花、紫花地丁；

偏寒者：加附片、炮姜；

肿块痛甚者：加制乳香、制没药；

食少者：加鸡内金、山楂、焦三仙；

乏力自汗者：加黄芪、防风；

湿浊甚者：加藿香、佩兰。

【辨病用方】

乳癌的辨病治疗，可根据不同病期选用不同治疗方法。乳癌初期邪气盛，正气未虚，多为实证，以祛邪为主，如清热解毒、活血化瘀、软坚散结、疏肝解郁、清气化痰等，佐以扶正；晚期邪盛正虚，以扶正为主，如益气养血、补益肝肾、健脾益肾、养血调肝、健脾和胃等，佐以祛邪。同时也要重视药物的局部治疗，分别选用解毒散结、化瘀消肿、生肌敛疮等药物。并根据现代药理研究结果，选用治疗乳腺癌有效的中药：如山慈菇、蒲公英、白花蛇舌草、半枝莲、夏枯草、草河车、郁金、白英、蛇莓、蜀羊泉。肺转移加沙参、麦冬、鱼腥草、川贝、土茯苓、百部等；肝转移加茵陈、龙葵、八月札、凌霄花、炙鳖甲、炮山甲；骨转移加续断、牛膝、透骨草、鹿衔草、木瓜、威灵仙等。

1.乳腺癌初期体质较实者用方

［**治疗方剂**］乳癌消肿方（《实用肿瘤学》）

铁树叶15g，山慈菇15g，凤尾草9g，刘寄奴9g，蜂房9g，蜣螂9g，鬼箭羽9g，白毛藤30g，猫爪草30g，蛇蜕3g。水煎服。

［**治疗原则**］清热解毒，消肿散结。

［**加减法**］

肿块已破溃者：加生黄芪、土茯苓、太子参；

阴虚甚者：加麦冬、天冬、生地、天花粉；

热甚者：加蒲公英、夏枯草、野菊花；

偏寒加桂枝、细辛、炮姜。

2.乳腺癌中晚期体质较虚者用方（《上海中医药大学学报》）

［**治疗方剂**］乳安方

黄芪30g，太子参30g，茯苓12g，白术12g，鹿角片9g，灵芝12g，肉苁蓉12g，薏苡仁15g，白花蛇舌草15g，露蜂房9g。水煎服。

［**治疗原则**］扶正祛邪。

［**加减法**］

肝郁气滞者：加柴胡、郁金、香附、当归、白芍、八月札；

肝火旺盛者：加丹皮、山栀；

肝肾亏虚、冲任失调者：加女贞子、旱莲草、枸杞、生地黄、仙灵脾、首乌、当归、鸡血藤；

脾失健运、气血亏虚者：加陈皮、法半夏、当归、白芍、熟地黄、远志、枣仁、炒谷芽、麦芽、苏梗；

毒邪蕴结者：加七叶一枝花、蛇六谷、鹿衔草、土茯苓、石见穿、凤尾草、乳香、延胡索；

放化疗所致骨髓抑制、白细胞下降者：加白芍、熟地、当归、黄精、阿胶、龟甲、何首乌；

肺及胸膜转移、咯血、胸痛者：加生地、沙参、麦冬、野百合、猫爪草、山慈菇、藕节、仙鹤草、鱼腥草；

肝转移、胁痛腹胀者：加茵陈、山栀、夏枯草、七叶一枝花、蜀羊泉、垂盆草；

骨转移者：加独活、续断、杜仲、补骨脂、怀牛膝、延胡索；

痛入骨髓者：加蜈蚣、壁虎、土茯苓。

3.乳腺癌骨转移

［**治疗方剂**］慈菇二胶汤（《吉林中医药》）

当归12g，鹿角胶（烊化）10g，龟甲胶（烊化）10g，石斛15g，蜈蚣2条，鸡血藤30g，肉苁蓉10g，杜仲10g，生地10g，穿山甲10g，枸杞子10g，百合10g，䗪虫6g，生石膏20g，黄芪30g，白术10g，瓜蒌10g，陈皮10g，山慈菇20g。水煎服。

［**治疗原则**］滋补肝肾，调理阴阳，软坚散结，辅以解毒散热。主治乳腺癌骨转移疼痛者。

［**加减法**］

配合口服自制骨瘤散。

4.乳腺癌肺及胸膜转移方

（1）主治乳腺癌肺及胸膜转移者。

［**治疗方剂**］仙鹤蛇舌汤（《实用中医乳房病学》）

北沙参15g，生地15g，麦冬12g，百合12g，黄芩10g，全瓜蒌15g，藕节5枚，仙鹤草30g，白花蛇舌草30g，夏枯草15g，徐长卿30g。水煎服。

［治疗原则］清热生津，活血解毒。

［加减法］

阴虚潮热者：加龟甲、地骨皮；

气阴两虚、短气自汗者：加黄芪、人参；

脾虚痰多腹胀甚者：加炒白术、鱼腥草；

气滞血瘀胸痛、痰色褐者：加延胡索、三七粉。

（2）主治乳腺癌有胸腔积液者。

［治疗方剂］复方十枣汤（《江苏中医杂志》）

党参12g，黄芪12g，茯苓12g，白术9g，山药9g，太子参15g，北沙参15g，麦冬12g，百合12g，龙葵15g，胆南星9g，守宫3g，炒葶苈子9g，白芥子9g。水煎服。十枣丸3g吞服。

［治疗原则］益气养阴，化痰逐水。

［加减法］

乳房肿块明显伴胀痛者：加瓜蒌、夏枯草、八月札、山慈菇、制乳香；

脾虚纳差者：加党参、鸡内金、山楂；

胸腹胀痛甚者：加木香、王不留行、炒枳壳、香附、橘叶；

情绪抑郁、烦躁易怒者：加郁金、栀子、淡豆豉。

5.乳腺癌肝转移方

［治疗方剂］蚤休羊泉汤（《实用中医乳房病学》）

茵陈12g，炒山栀9g，全当归12g，党参12g，炒白术12g，茯苓12g，白花蛇舌草30g，蚤休30g，蜀羊泉30g，徐长卿30g，制香附12g，延胡索12g。水煎服。

［治疗原则］益气活血，清热解毒。主治乳腺癌肝转移者。

［加减法］

血瘀重者：加桃仁、泽兰、三棱、莪术；

阴虚胃热、口鼻牙龈出血者：加生地、川牛膝、芦根；

脾虚腹胀尿少者：加大腹皮、车前子、牵牛子、鸡内金；

大便干燥者：加大黄、枳实、全瓜蒌；

肝肿胀满者：加鳖甲、炮山甲、生牡蛎、石见穿。

6.乳腺癌外用方

（1）适用于乳腺癌及肿瘤转移性淋巴结肿大未破溃者。

［**治疗方剂**］二黄莪贝膏（《中华肿瘤治疗大全》）

山慈菇30g，土贝母30g，莪术50g，生栀子30g，马钱子10g，生香附30g，生南星30g，生半夏40g，雄黄15g，藤黄15g，醋膏适量。上药共研细末，用醋膏调和成糊状，将糊膏摊于核块上。醋膏制法：用上好米醋（陈久者佳），文火煎至1/4为度，冬季可凝结不散，夏季可略加白醋少许。

［**治疗原则**］解毒散结。

（2）适用于乳腺癌伴感染者。

［**治疗方剂**］芙蓉四黄膏（《中华肿瘤治疗大全》）

芙蓉叶50g，泽兰叶50g，黄柏50g，黄芩50g，黄连50g，大黄50g，冰片6g。上药除冰片外研粉，过重箩，入冰片，用凡士林调成20%软膏，外敷于患处。

［**治疗原则**］清热解毒，祛湿。

【对症治疗】

乳腺癌的对症治疗主要是针对手术、放疗、化疗及其所出现的不良反应，采用相应的中药治疗。

1.乳腺癌化疗专方

（1）适用于乳腺癌化疗后脾虚肾亏，气血不足者。

［**治疗方剂**］癌复康加减（《经验方》）

人参10g，黄芪30g，白术10g，茯苓10g，枸杞子10g，女贞子10g，菟丝子10g，广木香10g，仙灵脾10g，法半夏10g，砂仁5g，旱莲草15g，夏枯草15g，白花蛇舌草30g，甘草5g。水煎服。

［**治疗原则**］健脾益肾，和胃理气。

［**加减法**］

恶心呕吐甚者：加姜竹茹、代赭石；

气虚多汗者：加山茱萸、煅牡蛎；

腹泻者：加吴茱萸、黄连、神曲；

便溏者：加薏苡仁、扁豆、莲子；

纳呆者：加山楂、鸡内金。

（2）适用于乳腺癌化疗后正虚瘀毒未尽者。

［**治疗方剂**］调肝补脾汤（《上海中医药杂志》）

生黄芪30g，太子参20g，白术15g，茯苓12g，苏梗12g，黄精9g，鹿角片（烊兑）5g，薏苡仁12g，灵芝9g，白花蛇舌草12g，龙葵15g，露蜂房5g，丹参15g，肉苁蓉9g，红枣20g，枣仁15g，珍珠母30g，仙灵脾12g，虎杖15g，杜仲15g，生甘草3g。水煎服。

［**治疗原则**］健脾和胃，调补肝肾。

［**加减法**］

随着四季气候变化、证候变化加减用药，春季，加金银花、连翘、菊花、板蓝根、苦丁茶等清热解毒；

夏季，加藿香、佩兰、苍术、厚朴、荷叶等芳香化湿醒脾；

秋季者：加玄参、沙参、天冬、百合、枸杞子等养阴润肺；

冬季者：加菟丝子、蚕茧壳、熟地黄、阿胶（烊冲）、何首乌等温补肝肾。治疗期间出现胃脘不适者：加绿萼梅、谷芽、麦芽。

2.乳腺癌化疗期间及化疗后出现的骨髓抑制

［**治疗方剂**］升血和中汤（《广西中医药》）

党参20g，黄芪30g，白术20g，陈皮6g，砂仁10g，半夏6g，茯苓15g，炙甘草10g，补骨脂15g，鸡血藤30g，山茱萸12g，阿胶10g，女贞子12g，枸杞子12g，淫羊藿15g。水煎服。

［**治疗原则**］益气养血，健脾和胃。主治乳腺癌化疗后气血不足者。

［**加减法**］

呕吐严重者：去阿胶，加竹茹、代赭石；

心烦失眠者：加百合、酸枣仁、夜交藤。

3.乳腺癌术后上肢肿胀方

［**治疗方剂**］消肿汤（《实用中医药杂志》）

党参15g，秦艽15g，金银花15g，黄芪30g，大青叶30g，丹参12g，延胡索12g，茯苓12g，桃仁9g，汉防己9g。水煎服。

[**治疗原则**]益气养血，利水消肿，活血解毒。

4.治乳腺癌术后感染

[**治疗方剂**]玉桂膏(《新中医》)

肉桂、番木鳖、甘草、油茶树叶、当归、乳香、没药、蜂房、血余炭、冰片。将前9味药粉碎，过120目筛，麻油与黄蜡炉上融化后，将没药和冰片加入调匀，备用。将适量膏药摊于消毒敷料上，膏药表面覆盖单层生理盐水纱布，创面用酒精棉球消毒后，将药膏敷上，胶布固定，2天换药1次，6周为1个疗程。

[**治疗原则**]活血祛瘀，清热解毒，祛腐生肌。

5.乳腺癌肿块溃烂方

[**治疗方剂**]银花蛇舌汤(《中华肿瘤治疗大全》)

金银花25g，生黄芪25g，当归15g，白花蛇舌草30g，甘草7.5g，枸橘叶50片。以水、酒各半煎，1日1剂，1日2次。

[**治疗原则**]清热解毒，养血活血。

[**加减法**]

热毒盛者：加蒲公英、紫花地丁、夏枯草、野菊花；

大便秘结者：加大黄、芒硝、枳壳；

脾虚痰湿盛者：加茯苓、白术、陈皮、半夏；

肝气郁结者：加郁金、柴胡、青皮。

6.乳腺癌所致胸痛方

[**治疗方剂**]三王止痛膏(《经验方》)

大黄50g，马钱子15g，全蝎30g，干蟾皮30g，蚤休60g，山慈菇60g，姜黄50g，麝香1g，冰片10g，红花40g，桃仁50g，当归50g，血竭30g，莪术50g，蜈蚣4条，桂枝60g，制乳、没各30g，细辛15g，各为细末和匀。取酌量药粉调入凡士林内，摊于纱布上，贴敷肿块处，隔日一换。

[**治疗原则**]化瘀软坚，解毒止痛。主治乳腺癌胸膜转移疼痛。

二、卵巢癌

卵巢癌系指发生于卵巢表面体腔上皮和其下方卵巢间质的恶性肿瘤。其发病与以下因素有关：环境因素、内分泌因素、遗传和家族因素，其他因素如放射线、病毒、化学因素、精神因素等。

本病相当于中医的癥瘕、肠覃、腹痛等范畴，其病因病机外为寒邪所侵或饮食所伤，内为脏腑气虚，致湿聚痰凝血瘀，日久而成积所致。

【辨证用方】

卵巢癌的辨证，以少腹部包块坚硬固定、刺痛或阴道流血晦黯为主症者，多为瘀证、实证；腹部肿块，胀痛，或阴道分泌物流腥臭色黄，多为热热证、湿证、实证；少腹肿物或伴头晕目眩，腰膝酸痛，或伴下肢浮肿，神疲乏力，自汗盗汗，纳少，多为虚证。其治疗应根据瘀、热、湿、实与虚证的不同，选择相应的治疗方法。

1.气滞血瘀证

[**临床表现**]少腹部包块坚硬固定，腹胀，面色晦黯无华，形体消瘦，肌肤甲错，神疲乏力，或阴道流血晦黯，或少腹及腹部刺痛，舌有瘀斑及舌质黯紫，苔薄白或薄黄，脉细涩。

[**治疗方剂**]加减蓬莪术丸（《中华肿瘤治疗大全》）

蓬莪术15g，当归10g，桂心3g，赤芍10g，桃仁10g，广木香10g，大黄（后下）10g，炙鳖甲（先煎）10g，三棱10g，生牡蛎（先煎）30g，乌药10g，益母草15g，龙葵30g。水煎服。

[**治疗原则**]行气破血，软坚消积。

[**加减法**]

腹胀甚者：加槟榔、大腹皮、枳实；

肿块坚硬者：加䗪虫、穿山甲、水蛭；

小便少者：加车前子、猪苓、泽泻、木通；

少腹痛者：加川楝子、延胡索；

阴道流血者：少加三七粉、丹皮；

纳少乏力者：加党参、黄芪；

纳少腹胀者：加炒麦芽、炒莱菔子。

2.湿热瘀毒证

[**临床表现**]腹部肿块，胀痛，或有腹水，不规则阴道流血，或有分泌物流出，腥臭色黄，大便干燥，尿黄灼热，口干口苦不欲饮，舌质黯，苔黄腻，脉弦滑或滑数。

[**治疗方剂**]蛇莲鳖甲汤（《中华肿瘤治疗大全》）

半枝莲30g，龙葵30g，白花蛇舌草30g，白英30g，车前草30g，土茯苓30g，莪术15g，益母草15g，当归10g，败酱草30g，鳖甲（先煎）15g，三棱10g。水煎服。

[**治疗原则**]清热利湿，解毒散结。

[**加减法**]

毒热甚者：加龙胆草、蒲公英；

腹水者：加天葵、泽泻、猪苓；

大便秘结者：加大黄、厚朴、桃仁。

3.痰湿凝聚证

[**临床表现**]胃脘胀满，时有恶心，面虚浮肿，体倦乏力，腹部肿物及腹股沟肿块，舌淡润，苔白腻，脉滑。

[**治疗方剂**]健脾化浊煎（《中医肿瘤学》）

党参15g，白术10g，茯苓15g，车前子15g，山慈菇12g，海藻15g，夏枯草10g，半夏9g，泽泻15g，枳壳9g，薏苡仁30g。水煎服。

[**治疗原则**]健脾化浊，祛湿散结。

[**加减法**]

兼热者：加黄柏、黄连、黄芩；

便结者：加大黄、枳实；

腹胀甚者：加厚朴、砂仁、陈皮；

纳差者：加山楂、鸡内金。

4.肝肾阴虚证

［**临床表现**］少腹肿块，按之固定不移，或有刺痛或灼痛，腹胀，头晕目眩，手足心发热，口干欲饮，饮不多，稍口苦，大便干，小便稍黄，腰膝酸痛或胀痛，舌质红，边有瘀点或瘀斑，舌苔少或薄，脉细数。

［**治疗方剂**］六味地黄丸加减（《中华肿瘤治疗大全》）

生地30g，丹皮10g，龟甲（先煎）10g，山茱萸15g，女贞子10g，旱莲草15g，鳖甲（先煎）15g，莪术15g，三棱10g，生牡蛎（先煎）30g，当归10g，蚤休15g，木香10g，青皮10g。水煎服。

［**治疗原则**］滋养肝肾。

［**加减法**］

腹水腹胀甚者：加大腹皮、车前子、冬瓜皮、猪苓；

乏力神疲者：加党参、黄芪。

5.气血两虚证

［**临床表现**］少腹肿物隆起，时有拘急疼痛，下肢浮肿，神疲乏力，头晕目眩，自汗盗汗，纳少，口干不欲饮水，畏风怕冷，舌质淡黯，少苔，脉沉细弱。

［**治疗方剂**］加减八珍汤（《中华肿瘤治疗大全》）

人参6g，白术6g，黄芪18g，枸杞子10g，益母草10g，黄精10g，女贞子10g，猪苓10g，杜仲10g，半边莲15g，白花蛇舌草15g，茯苓15g，熟地15g，当归10g，甘草6g。水煎服。

［**治疗原则**］益气补血，解毒化瘀。

［**加减法**］

下肢水肿甚者：加泽泻、薏苡仁、车前子；

瘀血甚者：加莪术、三棱、鳖甲。

【辨病用方】

卵巢癌的辨病治疗，主要根据邪正盛衰而定。早期邪气盛，正气未虚，重在祛邪，如活血解毒、清热利湿、化痰散结等；后期多见邪盛而气血亏虚、气阴两虚，重在扶正，改善患者的生存质量，如：益气养血、益气养阴、健脾益肾、滋补肝肾，佐以祛邪。

1.肝郁气滞型卵巢癌

[**治疗方剂**]柴胡半枝莲汤(《百病良方》)

柴胡12g，香附12g，佛手12g，当归15g，益母草15g，莪术15g，泽兰12g，白术24g，薏苡仁30g，半枝莲30g，白花蛇舌草30g。水煎服。

[**治疗原则**]理气健脾，解毒化瘀。

[**加减法**]

脾虚甚者：加黄芪、人参、山药；

腹痛者：加延胡索、五灵脂、三棱、莪术；

腹胀者：加枳壳、厚朴。

2.气虚湿阻型卵巢癌

[**治疗方剂**]枳朴六君汤化裁(《中西医肿瘤诊疗大全》)

党参30g，茯苓30g，猪苓30g，白术15g，制半夏12g，枳壳10g，厚朴10g，陈皮10g，大腹皮10g，泽泻10g，甘草10g。水煎服。

[**治疗原则**]健脾利水。

3.卵巢癌腹胀

[**治疗方剂**]木香顺气散加减(《中西医临床肿瘤学》)

木香10g，厚朴10g，香附15g，乌药10g，陈皮10g，砂仁5g，肉桂6g，党参15g，白术15g，茯苓15g，甘草10g。水煎服。

[**治疗原则**]清热解毒，行气疏肝。

[**加减法**]

腹痛甚者：加延胡索、川芎、赤芍、五灵脂；

腹水者：加大腹皮、薏苡仁、桑白皮；

气虚者：加黄芪。

4.卵巢癌腹痛

[**治疗方剂**]少腹逐瘀汤加减(《中西医临床肿瘤学》)

延胡索20g，没药10g，当归10g，川芎10g，赤芍15g，蒲黄10g，五灵脂10g，小茴香10g，川楝子15g，郁金15g，乳香10g，乌药10g。水煎服。

[**治疗原则**]活血逐瘀，散结止痛。

[**加减法**]

气滞甚者：加木香、厚朴、香附、乌药、陈皮；

阴虚者：加麦冬、天冬、玄参、沙参；

血瘀发热者：加半枝莲、白花蛇舌草。

5.卵巢癌伴腹水

[**治疗方剂**]防己黄芪汤合五苓散（《中西医临床肿瘤学》）

黄芪40g，汉防己15g，白术15g，甘草10g，桂枝10g，茯苓30g，泽泻15g，半边莲30g，龙葵20g，水红花子30g，马鞭草30g，大腹皮15g，薏苡仁50g。水煎服。

[**治疗原则**]益气通阳，化瘀利水。

[**加减法**]

腹痛甚者：加延胡索、川芎、赤芍、五灵脂；

腹胀者：加厚朴、香附、乌药、砂仁、木香；

阳虚者：加炮附片、炮姜。

6.卵巢癌疼痛

[**治疗方剂**]蟾蜍二黄汤（《中国民间敷药疗法》）

姜黄0.6g，活蟾蜍1只，雄黄3g。共捣烂如膏状，外敷肿块疼痛处。1日换1次，发臭即弃之。

[**治疗原则**]行气破瘀，通经止痛。

【对症治疗】

卵巢癌的对症治疗主要针对手术、化疗、放疗所致不良反应，辨证选用相应方药。

1.卵巢癌放化疗中或放化疗后属气阴两虚

[**治疗方剂**]党参二冬汤（《上海中医杂志》）

黄芪9g，党参9g，白术9g，白芍9g，生地9g，天冬9g，麦冬9g，天花粉9g，枸杞子9g，丹皮9g，鹿角霜9g，五味子5g，木香5g，佛手5g。上药水煎浓缩成500ml，为1周用药量，1次30ml，1日2次。

[**治疗原则**]气阴双补。

2.主治卵巢癌放化疗后余毒未尽

[**治疗方剂**]清热消瘤煎(《上海中医杂志》)

铁树叶30g，八月札30g，白花蛇舌草30g，半枝莲30g，露蜂房9g，白术9g，陈皮6g。上药水煎浓缩成500ml，为1周用药量，1次30ml，1日2次。

[**治疗原则**]扶正抗癌，清热解毒，软坚散结。

三、宫颈癌

宫颈癌又称子宫颈癌，系指发生于宫颈阴道部或移行带的鳞状上皮细胞及宫颈管内膜的柱状上皮细胞交界处的恶性肿瘤。其发病主要与性生活混乱和人乳头瘤病毒(HPV)感染有关，HPV感染是宫颈癌的主要危险因素。其他有关危险因素有：社会因素、婚育因素、性伴侣因素、慢性炎症、吸烟等。

本病相当于中医带下、五色带、崩漏等范畴，其主要病因病机是七情所伤，肝郁气滞，冲任损伤，肝、脾、肾诸脏虚损为本；湿热邪毒，瘀积阻滞，脏腑功能失调，冲任受损，积阻胞中为标。

【辨证用方】

宫颈癌的辨证，重在辨热、瘀、实、虚。以白带多，色黄如米泔，味臭，或有阴道出血，色鲜红等为主症者多为实证、热证；白带多，质地清稀或阴道流血色淡量多者多为虚证；阴道流血色黯，夹有血块者多为实证、瘀证。宫颈癌的治疗宜根据寒、热、瘀、实、虚证的不同，选择不同的治疗方法。由于宫颈癌多有阴道出血，宜配合止血药物。

1.肝郁气滞证

[**临床表现**]阴道流血或夹有血块，伴胸胁胀满，少腹胀感或痛或全身窜痛，心烦易怒，口干口苦，不思饮食，情绪郁闷，白带稍多，月经失调，舌质正常或稍红，苔薄白，脉弦。

[**治疗方剂**]柴胡疏肝散加减(《中华肿瘤治疗大全》)

柴胡10g，白芍10g，当归12g，郁金12g，青皮10g，香附10g，白术10g，半枝莲30g，败酱草20g，白花蛇舌草30g，炒枳壳10g，黄芩10g，茯苓10g，甘草3g。水煎服。

［**治疗原则**］疏肝理气，解毒散结。

［**加减法**］

纳少、腹胀者：加炒麦芽、鸡内金；

神疲乏力者：加黄芪、党参；

少腹胀或痛者：加川楝子、醋延胡索。

2.气滞血瘀证

［**临床表现**］漏下黯红色血块，少腹积块，胀痛或刺痛，痛引腰背，带下不多，消瘦，舌质黯或瘀点、瘀斑，脉弦涩。

［**治疗方剂**］加减少腹逐瘀汤（《中华肿瘤治疗大全》）

当归12g，赤芍10g，小茴香3g，生地15g，延胡索10g，香附12g，苦参15g，莪术10g，桃仁10g，炮山甲（先煎）15g，蚤休30g，夏枯草15g，生牡蛎（先煎）30g，生蒲黄（布包）15g。水煎服。

［**治疗原则**］活血化瘀，软坚散结。

［**加减法**］

胀痛甚者：加乌药、川楝子、五灵脂；

脾虚乏力者：加黄芪、党参；

带下腥臭色黄者：加败酱草、鱼腥草；

低热、口干不欲饮水者：加制鳖甲、青蒿。

3.湿热内结证

［**临床表现**］带下量多或较多，色黄，或黄赤兼下，或色如米泔，腥臭，尿黄便干，腹痛下坠，口苦口干，舌质黯红或正常，苔黄或黄腻，脉弦数或弦滑。

［**治疗方剂**］清宫解毒汤（《实用中医妇科学》）

白花蛇舌草30g，土茯苓30g，半枝莲15g，黄药子15g，蒲公英15g，丹参15g，茵陈15g，黄柏9g，赤芍9g。水煎服。

[治疗原则]活血化瘀，清热解毒。

[加减法]

结块难消者：加生牡蛎、莪术、三棱；

阴道出血不止者：加仙鹤草、大蓟、小蓟、三七；

小腹胀甚者：加延胡索、柴胡、郁金；

便秘者：加川厚朴、大黄、枳实。

4.痰湿下注证

[临床表现]白带量多，形如痰状，体重身倦，头晕头重如裹，胸闷腹胀，或痰多乏力，神疲纳少，舌质淡或正常，苔腻，脉滑或濡缓。

[治疗方剂]加味二陈汤（《中华肿瘤治疗大全》）

法半夏10g，茯苓10g，陈皮10g，苍术10g，薏苡仁30g，白术10g，半枝莲30g，龙葵30g，泽泻10g，厚朴10g，莪术10g，虎杖10g，蚤休15g，泽兰10g，桃仁10g。水煎服。

[治疗原则]化痰祛湿，化瘀解毒。

[加减法]

脾虚神疲甚者：加黄芪、党参或人参；

恶心欲呕、腹胀甚者：加生姜、木香。

5.肝肾阴虚证

[临床表现]时有阴道流血，量少，色黯或鲜红，腰酸背痛，头晕耳鸣，目眩口干，手足心热，夜寐不安，易怒形瘦，时有颧红，便干尿黄，舌质红，苔少或有剥苔，脉弦细或数。

[治疗方剂]仙蕊汤（《中医癌瘤证治学》）

生黄芪30g，仙鹤草30g，花蕊石30g，当归15g，党参15g，大蓟15g，小蓟15g，龟甲15g，贯众15g，紫石英15g，生牡蛎（先煎）20g，白术12g，山豆根10g。水煎服。

[治疗原则]滋阴软坚，益气养血，凉血止血。

[加减法]

直肠转移者：加川黄连、赤芍、槐花；

膀胱转移者：加栀子、白茅根、夏枯草；

肺转移者：加瓜蒌、贝母、杏仁；

白细胞下降者：加鸡血藤、枸杞子。

6.脾肾阳虚证

［临床表现］时有少量阴道流血，色青紫，神疲乏力，腰酸膝冷，纳少，少腹坠胀，白带清稀而多，或有四肢困倦，畏冷，大便先干后溏，舌质胖、淡，苔白润，脉沉细或缓。

［治疗方剂］附子理中汤合补中益气汤加减（《中华肿瘤治疗大全》）

黄芪20g，党参15g，白术12g，陈皮10g，制附子（先煎）10g，炮姜10g，茯苓12g，仙灵脾12g，柴胡6g，吴茱萸6g，莪术10g，半枝莲15g，蚤休15g，当归10g，薏苡仁12g，甘草6g。水煎服。

［治疗原则］温补脾肾，化湿解毒。

［加减法］

腰膝冷痛甚者：加狗脊、杜仲、续断；

纳少、腹胀者：加神曲、鸡内金、砂仁。

【辨病用方】

宫颈癌的辨病治疗，当局部与整体同治。根据病期的早晚，体质强弱分别选用不同的内服药物。宫颈癌早期常无明显症状及特殊体征，最常出现的是不规则阴道流血、白带增多，辨证多为实证、热证、湿证，治疗以清热解毒、行气活血、利湿除胀等祛邪为主；晚期正气亏虚，邪气盛，治疗以健脾益肾、滋养肝肾、益气养血、调理冲任等扶正培本为主，佐以祛邪；局部治疗主要采用解毒祛瘀化湿为主。

1.宫颈癌早期体质较实者用方

（1）适用于主治宫颈浸润癌Ⅰ、Ⅱ期。

［治疗方剂］丹参散（《常见癌症中医治疗》）

丹参15g，莪术15g，黄柏10g，赤芍10g，茯苓10g，墓头回12g，蒲公英12g，白花蛇舌草30g，半枝莲30g，土茯苓30g。水煎服。

［治疗原则］清热利湿，化瘀解毒。

［加减法］

带下色白量多者：加苍术、生龙骨、生牡蛎、海螵蛸；

带下色赤者：加仙鹤草、小蓟炭、地榆炭；

小腹胀痛甚者：加延胡索、金铃子；

腹中结块者：加夏枯草、生牡蛎、海藻；

乏力、面色无华者：加当归、党参、白术、鸡血藤。

（2）适用于气滞血瘀型宫颈癌。

［治疗方剂］抗癌片（《中华妇科临床精华》）

黄芪45g，当归15g，香附12g，三棱15g，莪术15g，知母15g，水蛭30g，鸡内金15g，山豆根60g，桃仁15g，党参15g，炮穿山甲15g，蚤休60g。上药共研细末压片，1次3～6g，1日2～4次。

［治疗原则］活血化瘀，益气抗癌。

2.宫颈癌中晚期体质较虚者用方

（1）主治宫颈癌Ⅲ期（菜花型）。

［治疗方剂］利湿解毒汤（《千家妙方》）

当归尾20g，赤芍12g，苍术12g，猪苓12g，土茯苓60g，制乳香10g，制没药10g，金银花15g，生薏苡仁30g，槐花15g，冬瓜仁30g，青木香12g，全蝎6g，蜈蚣2条。水煎服。

［治疗原则］利湿解毒。

［加减法］

出血过多者：加贯众炭、卷柏、莲蓬炭；

小腹坠胀，里急后重者：加炒槟榔、白头翁。

（2）主治宫颈癌晚期。

［治疗方剂］加减六君汤（《辽宁中医杂志》）

党参20g，茯苓15g，甘草6g，陈皮6g，白术15g，生半夏（先煎）6g，香附6g，蜈蚣3条，半枝莲30g，白花蛇舌草30g，田三七6g。水煎服。

［治疗原则］健脾益气，清热解毒。

［加减法］

湿热甚者：加白英、败酱草、益母草、蜂房；

出血者：加蒲黄炭、仙鹤草、三七、侧柏叶；

白带多者：加土茯苓、苦参、白槿花。

3.宫颈癌局部用药

（1）适用于宫颈原位癌。

［治疗方剂］二砂血黄散（《中华肿瘤治疗大全》）

乳香16.5g，没药15g，儿茶16.8g，冰片18.5g，硇砂18.5g，白矾9.5g，蛇床子7g，钟乳石22g，雄黄22g，章丹77g，硼砂2g，血竭12g，麝香2g，蜂蜜250g。将白矾水煮，浓缩至滴水为珠，晾干后研细末，其他药研细末，混合，最后加麝香研匀，以蜂蜜和生油调制成圆钉形丸，每丸2.6g，1次局部外用，隔日1次，15次为1个疗程。

［治疗原则］活血解毒。

（2）适用于宫颈癌早期。

［治疗方剂］抗宫颈癌Ⅰ号（《癌症治验录》）

轻粉6g，藤黄6g，冰片3g，铅粉10g，硼砂15g，川楝子15g。共研细末，纳入蚕茧壳中，上于宫颈糜烂处，隔日冲洗换药1次。

［治疗原则］清热解毒。

（3）适用于宫颈癌糜烂者。

［治疗方剂］椿皮苍术汤（《中华肿瘤治疗大全》）

白英30g，椿根皮30g，阿魏0.9g，黄柏9g，苍术15g，金银花15g，乌梅6g，甘草9g。水煎去渣，分3天用，每天冲洗阴道3次，可用妇女阴道冲洗器吸入药液冲洗，效果更好。

［治疗原则］清热利湿解毒。

（4）适用于宫颈癌合并感染者。

［治疗方剂］三黄紫矾散（《中华肿瘤治疗大全》）

黄连15g，黄芩15g，黄柏15g，紫草15g，硼砂30g，枯矾30g，冰片1.5g。将黄连、黄芩、黄柏、紫草、硼砂、枯矾等分别研细末，过120目筛，混合后加冰片研匀，即可。以棉球蘸取少许，填塞于患处，隔日1次。

[治疗原则]清热利湿解毒。

(5)适用于中、晚期宫颈癌腹内结块者。

[治疗方剂]阿魏乳竭散(《中华肿瘤治疗大全》)

三棱50g，莪术50g，炙鳖甲50g，蓖麻子(去皮)75g，红花50g，阿魏20g，乳香25g，没药25g，血竭25g，松香25g，麻油500ml。将三棱、莪术、鳖甲、蓖麻子、红花加入麻油，文火熬至诸药焦黑，去药渣再熬至滴水成珠后，再将阿魏、乳香、没药、血竭、松香共研细末后加入上液中，以槐枝搅匀，放入冷水浸泡12小时，外敷患处，每周1次，连用5～7周。

[治疗原则]活血解毒。

【对症治疗】

宫颈癌的对症治疗，主要针对其主症(如出血、疼痛等)以及是否手术、化疗、放疗不良反应等分别选用不同方药，是辨证用药和辨病用药的补充。

1.宫颈癌化疗期间及化疗后专方

(1)适用于宫颈癌化疗综合征。

[治疗方剂]癌复康加减(《经验方》)

人参10g，黄芪30g，白术10g，茯苓10g，枸杞10g，女贞子10g，菟丝子10g，广木香10g，仙灵脾10g，法半夏10g，砂仁5g，旱莲草15g，夏枯草15g，白花蛇舌草30g，甘草5g。水煎服。

[治疗原则]健脾益肾，和胃理气。

[加减法]

恶心呕吐甚者：加姜竹茹、代赭石；

气虚多汗者：加山茱萸、煅牡蛎；

腹泻者：加吴茱萸、黄连、神曲。便溏者：加薏苡仁、扁豆、莲子；

纳呆者：加山楂、鸡内金。

(2)适用于宫颈癌化疗后呕吐。

[治疗方剂]加减六君汤(《中国百年百名中医临床家丛书·余桂清》)

太子参10g，白术10g，生薏苡仁15g，旋覆花10g，扁豆10g，法半夏9g，陈皮10g，竹茹10g，厚朴10g，鸡内金10g，生姜5片，生甘草6g，焦三仙各15g。水煎服。

［**治疗原则**］健脾和胃，降逆止呕。

［**加减法**］

恶心呕吐甚者：加代赭石；

气虚多汗者：加黄芪、防风。

（3）适用于宫颈癌化疗后骨髓抑制。

［**治疗方剂**］加减黄芪补血汤（《中国百年百名中医临床家丛书》）

生黄芪40g，当归10g，白术10g，茯苓10g，鸡血藤15g，大枣5枚，枸杞子15g，女贞子15g，何首乌10g，龙眼肉10g，阿胶10g，生甘草6g，焦三仙各15g。水煎服。

［**治疗原则**］健脾益肾，补气养血。

［**加减法**］

气虚多汗者：加防风；

腹泻者：加神曲。

2.宫颈癌放疗热毒伤阴者

［**治疗方剂**］茯苓二地汤（《中华肿瘤治疗大全》）

党参15g，熟地10g，生地15g，沙参15g，黄精15g，茯苓12g，金银花20g，土茯苓15g，白花蛇舌草30g，败酱草15g，白茅根15g，厚朴10g，赤芍10g。水煎服。

［**治疗原则**］健脾益肾，清热解毒。

［**加减法**］

阴道流黄水、舌苔黄腻者：加薏苡仁、蛇床子、车前子；

赤白带或阴道流出液体带血色者：加云南白药、地榆炭、紫珠草；

纳呆，恶心呕吐者：加姜半夏、姜竹茹、陈皮、焦山楂、麦芽；

血象下降明显者：加阿胶、鹿角胶、鸡血藤。

3.宫颈癌放疗后导致的外阴瘙痒

[**治疗方剂**]二黄地蛇汤(《中国中医急症》)

黄连30g，地肤子30g，紫草15g，黄柏30g，百部30g，蛇床子30g，防风20g，花椒20g，冰片15g。上药除冰片外，水煎30分钟，取汁2500～3000ml，溶入冰片，先熏后洗，1次坐浴20～30分钟，1日2次。

[**治疗原则**]清热解毒，燥湿敛疮。

[**加减法**]

皮肤破溃者去花椒，加枯矾。

4.宫颈癌手术后方

(1)宫颈癌术后气血不足。

[**治疗方剂**]加减八珍汤(《中华肿瘤治疗大全》)

当归15g，白芍10g，熟地15g，川芎10g，党参15g，白术10g，茯苓10g，升麻5g，生黄芪15g，鸡内金5g，鸡血藤30g，白花舌蛇草20g，炙甘草5g。水煎服。

[**治疗原则**]益气养血，活血解毒。

(2)宫颈癌手术后小便不利。

[**治疗方剂**]肉桂茴香汤(《癌症秘方验方偏方大全》)

肉桂(后下)3g，全当归10g，乌药10g，青木香10g，茯苓10g，小茴香10g，制香附10g。水煎服。

[**治疗原则**]温阳利水，行气止痛。

[**加减法**]

少腹痛、灼热、盆腔感染者：加黄柏、蒲公英、鱼腥草；

腹痛腹泻者：加黄连、白头翁、白芍、木香。

5.宫颈癌阴道流血方

[**治疗方剂**]止血灵(《实用中医药杂志》)

炙黄芪50g，当归20g，白花蛇舌草30g，蒲公英15g，仙鹤草50g，白及20g，炒栀子15g，生地炭15g，藕节15g，茜草根30g，炒蒲黄20g，三七粉(冲服)10g，甘草10g。水煎服。出血量大者每6小时服1次。

[**治疗原则**]清热解毒，凉血止血。

[加减法]

小腹冷痛者：加艾叶炭、炮姜；

阴血虚弱者：加旱莲草、阿胶；

血热者：加黄芩炭；

腰酸痛甚者：加杜仲炭、续断；

腹痛血色黑有块者：加益母草、桃仁。

6.宫颈癌疼痛

（1）适用于宫颈癌疼痛剧烈者。

[治疗方剂]二子阿魏散（《中华肿瘤治疗大全》）

水红花子60g，麝香1.5g，阿魏15g，急性子15g，甘遂9g，大黄15g，巴豆10粒，白酒500ml。各药捣碎，合在一起，外敷于疼痛处，疼痛止即停药。

[治疗原则]散寒止痛。

（2）适用于晚期宫颈癌腹、腿剧痛者。

[治疗方剂]乌头硝黄散（《中华肿瘤治疗大全》）

①生乌头30g，研末醋调；②火硝9g，黄丹9g，白矾9g，麝香3g，胡椒18g。共研末蜂蜜调糊。将两方均敷贴两足心，每料作2日用，1日换1次，连用3～4料为1个疗程。

[治疗原则]活血解毒止痛。

骨肿瘤及皮肤癌

一、骨肉瘤

骨肉瘤是一种高度恶性的骨肿瘤，起源于骨基质内，以产生骨样组织和不成熟的骨组织的恶性梭型细胞为特征的骨肿瘤，是常见的骨原发性恶性肿瘤，好发于四肢长骨。其发病年龄早，发展快，转移早，预后差。根据先前有无病损或放射治疗，骨肉瘤可分为原发性和继发性。儿童和青少年以原发为主，30岁以上继发性骨肉瘤相对多见。病因学研究显示，一些理化因素（如放射）、病毒及遗传因素（如染色体畸形、P_{53}、RB基因异常改变）等均与骨肉瘤的发生有密切关系。

本病相当于中医病名国家标准的骨瘤，亦属于中医骨疽、骨痨等范畴，中医认为其发病乃因先天禀赋不足、肾虚精亏、外感邪毒、内伤劳倦，导致骨髓空虚，毒邪留着、气血凝滞、经络受阻、伤筋蚀骨，日久结毒为瘤。

【辨证用方】

本病辨证应注意虚实。其虚以脾。肾亏虚为主，其实多为寒凝、热蕴、瘀滞、湿聚、毒结。

1.阴寒凝滞证

[**临床表现**]患肢包块，皮色如常，不红不热，肢体酸楚疼痛，遇寒加重，得温痛减，小便清利，舌质淡，苔薄白，脉沉细弱。

[**治疗方剂**]白鹿止痛汤（《经验方》）

熟地30g，鹿角胶（烊化）10g，姜炭5g，炙麻黄5g，白芥子10g，桂枝10g，菟丝子10g，补骨脂10g，淫羊藿10g，蜈蚣3条，全蝎粉（吞服）3g，甘草5g。水煎服。

[**治疗原则**]温阳散寒，通络行滞。主治骨肉瘤疼痛。

[**加减法**]

痛甚，固定不移，加制乳香、制没药、白花蛇舌草、莪术；

食纳减少者：加谷芽、麦芽；

大便溏薄者：加神曲、薏苡仁。

2.毒瘀互结证

［**临床表现**］患肢包块，肢体肿胀，灼痛或刺痛，皮色紫黯，肢体行走或抬举不便，发热，口渴，心烦，大便干结，舌质紫黯或有瘀斑，苔黄，脉弦涩。

［**治疗方剂**］清热地黄汤合黄连解毒方加减（《临床中医肿瘤学》）

水牛角（先煎）30g，生地20g，丹皮12g，赤芍19g，黄连12g，黄芩15g，栀子15g，徐长卿30g，白花蛇舌草30g，人工牛黄1g。1日1剂，水煎服。

［**治疗原则**］清热解毒，凉血止痛。

［**加减法**］

肿块疼痛剧烈者：加乳香、没药、莪术；

大便秘结者：加大黄、木香。

3.脾虚湿毒证

［**临床表现**］患肢包块，胀痛难忍，皮色不红，食纳减少，倦怠乏力，大便溏薄，下肢浮肿，舌体胖，舌质淡，苔白滑腻，脉滑。

［**治疗方剂**］六君子汤合四苓散加减（《中华肿瘤治疗大全》）

党参15g，白术12g，茯苓12g，陈皮10g，生半夏（先煎半小时）10g，泽泻15g，猪苓15g，制乳香10g，制没药10g，地龙10g，防己15g，牛膝10g，车前草20g，山豆根15g。水煎服。

［**治疗原则**］健脾利湿，解毒通络。

［**加减法**］

脘腹胀满者：加广木香、厚朴；

尿少者：加大腹皮、木通。

4.气血双亏证

［**临床表现**］患肢包块疼痛，面色无华，神疲乏力，头晕目眩，心悸少寐，饮食减少，舌质淡，苔薄白，脉细弱。

［**治疗方剂**］八珍汤加味（《中华肿瘤治疗大全》）

当归10g，川芎6g，白芍10g，熟地10g，白参（蒸兑）10g，白术10g，茯神10g，丹参15g，制乳香6g，制没药6g，山慈菇30g，甘草6g。水煎服。

［**治疗原则**］益气养血，通络止痛。主治骨肉瘤。

［**加减法**］

汗出气短，畏风怕冷者：加黄芪、防风、细辛；

大便溏薄者：加神曲、薏苡仁。

5.肾虚火郁证

［**临床表现**］患肢包块，肿胀疼痛，朝轻暮重，皮色黯红，行走不稳，腰膝酸软，神疲乏力，头晕耳鸣，低热，口干，形体消瘦，舌质红，苔少，脉细数。

［**治疗原则**］滋肾解毒。

［**治疗方剂**］四骨消瘤汤（《中医肿瘤学》）

生地20g，山茱萸15g，女贞子30g，丹皮10g，骨碎补15g，补骨脂15g，透骨草20g，自然铜10g，川续断15g，当归15g，黄柏10g，知母10g，肿节风30g，核桃树枝30g，寻骨风15g。水煎服。

［**治疗原则**］补肾壮骨，祛湿通络。

［**加减法**］

汗出气短，畏风怕冷者：加黄芪、防风、细辛；

肢体麻木者：加桂枝、地龙。

【辨病用方】

本病的辨病治疗，当注重虚、瘀、毒，采用以补肾壮骨、活血化瘀、解毒散结为主，常加骨碎补、薜荔果等。

1.［**治疗方剂**］壮骨消积方（《新中医》）

党参15g，黄芪30g，当归15g，赤芍12g，白术12g，丹参15g，王不留行12g，广木香10g，陈皮10g，川续断10g，狗脊15g，桑寄生15g，炙甘草6g，煅牡蛎（先煎）15g，夏枯草20g，海藻20g，海带20g，全蝎粉

（吞服）4.5g，地龙粉（吞服）4.5g。水煎服。

［**主治功能**］益气活血，补肾散结。

［**加减法**］

肿块疼痛剧烈者：加乳香、没药、莪术；

肢体麻木者：加桂枝、地龙。

2.［**治疗方剂**］骨瘤方（《湖北中医杂志》）

黄芪30g，生山楂30g，茯苓皮30g，薏苡仁30g，白花蛇舌草30g，当归10g，乌梅10g，天花粉10g，狗脊12g，续断12g，黄药子12g，山药15g。水煎服。

［**治疗原则**］益气养血，利湿壮骨。

［**加减法**］

食纳减少者：加谷芽、麦芽；

尿少甚者：加大腹皮、木通。

3.［**治疗方剂**］加味地黄汤（北京中日友好医院中医肿瘤科方）

熟地10g，山药10g，山萸肉10g，土茯苓10g，泽泻10g，丹皮10g，菊花10g，土鳖5g，补骨脂10g，透骨草10g，骨碎补10g，海金沙15g，鳖甲10g，蜈蚣2条，露蜂房10g。水煎服。

［**治疗原则**］补肾温阳，解毒祛湿通络。

［**加减法**］

位于上肢者：加桂枝、桑枝；

位于腰骶者：加狗脊、杜仲；

位于下肢者：加牛膝；

肺转移者：加土贝母、瓜蒌、细辛。并同时口服骨瘤消胶囊（斑蝥、生黄芪、海金沙、白及等组成）

［**临床报道**］配合化疗治疗22例，1，2，3年生存期分别为89.6%，57.3%，37.3%。（《中医药学刊》）

【对症治疗】

1.骨肉瘤截肢术后方

（1）[**治疗方剂**]鹿衔铁树汤（《上海中医药杂志》）

黄芪15g，南沙参15g，北沙参15g，鹿衔草30g，白英30g，龙葵12g，土茯苓30g，露蜂房15g，木馒头30g，铁树叶15g，白花蛇舌草30g，凤尾草30g。水煎，1日1剂，分2次服。连服3个月以上。

[**治疗原则**]益气养阴，清热解毒。

[**加减法**]

同时吞服小金丹（分吞）4粒。低热盗汗、口干者：加天花粉、地骨皮、煅牡蛎（先煎）；

食少纳差者：加砂仁、麦芽、谷芽、鸡内金。

（2）[**治疗方剂**]狗脊扶正汤（《中国中西医结合杂志》）

党参10～12g，黄芪15～30g，丹参9～20g，赤芍12g，金银花12g，连翘12g，茯苓12g，夏枯草12～30g，王不留行12～24g，昆布9g，海藻9g，乳香9g，没药9g，延胡索9g（或川楝子99），狗脊15g。水煎，1日1剂，分2次服。

[**治疗原则**]益气活血，软坚散结。主治骨肉瘤术后局部皮下转移者。

[**加减法**]

脾虚便溏者：加炒白术、山药、薏苡仁；

饮食欠佳者：加木香、陈皮、生姜；

腰腿及关节痛者：加羌活、独活、姜黄、炒杜仲、川续断；

局部肿胀，疼痛明显者：加白花蛇舌草、生龙骨（先煎）、生牡蛎（先煎）、乌药、香附、桃仁、红花。

（3）[**治疗方剂**]复方板蓝根汤（同济医学院同济医院方）

板蓝根100g，金银花15g，紫花地丁20g，白花蛇舌草20g。水煎服。

[**治疗原则**]清热解毒。

[**加减法**]

根据患者体质情况逐渐提高板蓝根用量至最大量180g，并同时口服四君子汤或八珍汤。

[**临床报道**]治疗骨肉瘤术后16例，11例存活5年以上。（《现代中西医

结合杂志》）

2.骨肉瘤放疗后专方

［**治疗方剂**］四参三白汤（《中华肿瘤治疗大全》）

麦冬12g，天冬12g，沙参10g，玄参9g，生地10g，玉竹9g，金银花15g，知母10g，白花蛇舌草30g，白英20g，党参12g，茯苓12g，白术10g，丹参15g，甘草3g。水煎，1日1剂，分2次服。

［**治疗原则**］益气养阴，清热解毒。用于骨肉瘤放疗后。

［**加减法**］

口燥咽干者：加天花粉、芦根、石斛、乌梅；

食欲不振者：加麦芽、谷芽、神曲；

发热者：加黄芩、青蒿、连翘；

失眠烦躁者：加酸枣仁、五味子；

便秘者：加瓜蒌、大黄（后下）；

皮肤红肿者：加紫花地丁、连翘；

如皮肤损伤较重，应禁止涂油膏类药物，可暴露病灶，如伤口溃破，久不愈合，可用生肌散外敷。

3.骨肉瘤化疗专方

（1）［**治疗方剂**］竹叶石膏汤加减（《中华肿瘤治疗大全》）

竹叶心10g，生石膏（先煎）30g，麦冬20g，人参10g，姜半夏10g，粳米10g，甘草6g。水煎，1日1剂，早、晚各服一半，一般5剂为1个疗程。如服2～3剂后症状无明显缓解，服满5剂则止。

［**治疗原则**］清胃止逆。用于骨肉瘤化疗时。

［**加减法**］

呕恶严重者：加旋覆花（布包）、代赭石（先煎）、淡竹茹；

胃热亢盛，口舌生疮为主者：重用生石膏（先煎），加知母、玄参、天花粉，口腔内搽锡类散等外用中成药；

身发斑丘红疹，瘙痒难忍者：加鲜生地、赤芍、白芍、丹皮；

气虚多汗，心悸怔忡者：加黄芪、当归、五味子、煅龙骨（先煎）、煅牡蛎（先煎）、灵磁石（先煎），或加服生脉散口服液；

腹痛腹泻者：加木香、枳壳、白芍等，或加服黄连素片。

（2）[**治疗方剂**]参芪知母汤（《中国中西医结合杂志》）

生石膏30～60g，知母15g，元参15g，生地15g，麦冬15g，赤芍15g，丹皮15g，生黄芪30g，太子参30g，枸杞子15g，女贞子15g，旱莲草10～15g，清半夏10g，茵陈15g。水煎服。

[**治疗原则**]清热凉血，升血保肝。用于骨肉瘤甲氨蝶呤、长春新碱化疗时。

[**加减法**]

皮疹严重者：加水牛角粉15～30g分次冲服。

[**临床报道**]与化疗配合治疗手术后患者32例，能明显减轻化疗药物反应。

二、尤文肉瘤

尤文肉瘤是一种来源于未分化的小圆细胞的恶性非成骨性原发骨恶性肿瘤。尤文肉瘤的发病与一些理化因素如放射性刺激、病毒感染、遗传及骨发育过程方向转位等有关。其中，遗传因素在其发生发展中起重要作用。

本病相当于中医病名国家标准的骨癌，亦属于中医石疽、骨瘤、骨痨等病症范畴，中医认为其发病乃因先天禀赋不足、肾气亏虚、外感寒湿或湿热邪毒所致毒邪留着、蕴阻骨骼，日久气血凝滞，经络受阻，结毒为瘤。

【辨证用方】

尤文肉瘤的辨证治疗应注重虚实，虚以。肾虚、气血虚为主，治以益肾、补益气血；实以瘀血、痰浊、热毒为主，治以活血化瘀、化痰散结、清热解毒为法。

1.痰结血瘀证

[**临床表现**]局部肿块，按之较硬、疼痛，皮色青紫，胸闷，纳差，舌质淡红或有瘀斑，苔薄白或白腻，脉弦或涩。

［治疗原则］活血化瘀散结。

［治疗方剂］海藻玉壶汤加减（《中华肿瘤治疗大全》）

海藻15g，昆布15g，青皮10g，陈皮10g，生半夏（先煎）10g，贝母10g，连翘10g，当归10g，川芎6g，黄药子15g，炮山甲（先煎）10g，丹参15g，蚤休30g，半枝莲30g。水煎，1日1剂，分2次服。

［治疗原则］理气活血，化痰散结。

［加减法］

郁久化火而见烦热，加夏枯草、丹皮、玄参；

大便溏薄者：加白术、茯苓。

2.热毒壅盛证

［临床表现］局部肿块，肿胀灼痛，皮色发红，发热汗出，口渴欲饮，小便黄，大便干结，舌质红，苔黄，脉弦数。

［治疗原则］清热解毒。

［治疗方剂］白虎加桂枝汤加减（《中华肿瘤治疗大全》）

生石膏（先煎）30g，知母15g，桂枝10g，忍冬藤30g，蒲公英20g，连翘15g，黄柏12g，玄参12g，白芍10g，竹叶10g，麦冬10g，桃仁10g，大黄（后下）10g，白花蛇舌草30g，山慈菇30g。水煎，1日1剂，分2次服。

［治疗原则］清热解毒，通经消肿。

［加减法］

衄血者：加白茅根；

神昏谵语者：加服安宫牛黄丸。

3.气血两虚证

［临床表现］局部肿块，疼痛，面色无华，神疲懒言，纳差，大便溏薄，舌质淡，苔薄白，脉细弱。

［治疗原则］益气养血。

［治疗方剂］八珍汤加减（《中华肿瘤治疗大全》）

党参15g，黄芪15g，白术10g，茯苓10g，陈皮10g，当归12g，白芍12g，川芎6g，熟地10g，海藻15g，黄药子15g，威灵仙15g，制乳香6g，制没药6g，半枝莲30g。水煎，1日1剂，分2次服。

［**治疗原则**］益气养血，软坚散结。

［**加减法**］

自汗者：重用黄芪，加防风；

心悸少寐者：加远志、酸枣仁、茯神；

大便溏薄者：加山药、薏苡仁。

4.肾阳亏虚证

［**临床表现**］局部肿块，肿胀疼痛，四肢不温，怯寒神疲，腰膝冷痛，下肢浮肿，小便短少，面色灰黯，舌质淡胖，苔白，脉沉细或沉迟无力。

［**治疗原则**］滋肾壮阳。

［**治疗方剂**］济生肾气丸加减（《中华肿瘤治疗大全》）

肉桂6g，制附片（先煎）6g，山茱萸10g，山药12g，茯苓12g，白术12g，熟地12g，白芍12g，泽泻12g，车前子（布包）15g，牛膝12g，蚤休30g。水煎，1日1剂，分2次服

［**治疗原则**］温肾助阳，利尿消肿。

［**加减法**］

小便清长量多者：去泽泻、车前子，加补骨脂、菟丝子；

心悸、唇绀、脉虚数者：加桂枝、炙甘草。

【辨病用方】

本病的辨病治疗，一方面要注重扶正补肾壮骨，一方面要注重祛邪，如清热解毒、活血化瘀、软坚散结、以毒攻毒以及祛湿通络等方法的合理运用，以求达到抗癌的效果。

1.［**治疗方剂**］五合方（《中华肿瘤治疗大全》）

①青蒿10g，续断10g，木瓜10g，伸筋草10g，秦艽10g，当归10g，川芎10g，甘草10g，白英10g，银柴胡10g，喜树菌10g，桑枝12g，天龙12g，龟甲12g，龙葵12g，猪殃殃12g，地骨皮12g，夏枯草12g，桂枝6g，骨碎补15g，半枝莲15g，白花蛇舌草15g。②方在①方加鸡血藤12g、杜仲12g、狗后腿骨1具（焙枯研粉，酒冲服）。③太子参10g，续断10g，伸筋

草10g，柴胡10g，牛膝10g，寻骨风10g，甘草10g，三七3g，骨碎补15g，当归12g，杜仲12g，川芎12g，地骨皮12g。④当归12g，续断12g，党参15g，熟地10g，茯苓12g，杜仲12g，鸡血藤12g，枸杞子12g，黄芪15g，白芍12g，三七3g。⑤梨树叶10kg、桃树叶10kg、搜山虎10kg、风肿消2kg、透骨消2kg、骨碎补2kg、夏枯草2kg、王不留行2kg、三棵针5kg，熬成浓膏，加麝香1g、牛黄10g、熊胆5g、冰片5g，制成膏药。

①方、②方、③方、④方水煎，1日1剂，分2次服，4方交替使用。每疗程约3个月，⑤方局部外敷。

[**治疗原则**]祛湿壮骨，活血解毒。

[**加减法**]

口干盗汗者：加天花粉、地骨皮、鳖甲（先煎）、煅牡蛎（先煎）；

食欲不振者：加麦芽、谷芽、神曲、鸡内金。

2.[**治疗方剂**]补肾祛湿方（《肿瘤良方大全》）

补骨脂30g，骨碎补15g，郁李仁30g，透骨草30g，猪苓60g，生地30g，桑寄生15g，露蜂房10g，全蝎10g，乌梢蛇10g，薏苡仁30g。水煎，1日1剂，分2次温服。

[**治疗原则**]补肾壮骨，解毒通络。主治尤文肉瘤病至晚期者。

[**加减法**]

腰腿及关节痛者：加羌活、独活、姜黄、炒杜仲、川续断。

【对症治疗】

本病的对症用方，主要配合手术、放疗、化疗及针对其不良反应所采用的中医药治疗。

1.尤文肉瘤手术后专方

[**治疗方剂**]术后扶正方（《中华肿瘤治疗大全》）

太子参15g，黄芪10g，白术10g，石斛12g，茯苓12g，陈皮10g，生地12g，赤芍10g，当归10g，白芍12g，丹参15g，鸡血藤15g，白花蛇舌草20g。水煎，1日1剂，分2次服。

[**治疗原则**]益气养血，活血解毒。主治尤文肉瘤手术后气血不足证。

[**加减法**]

口干盗汗者：加天花粉、地骨皮、鳖甲（先煎）、煅牡蛎（先煎）；

纳差者：加砂仁、麦芽、谷芽、鸡内金；

发热者：加生石膏（先煎）、金银花、蒲公英。

2.[**治疗方剂**]尤文肉瘤放疗后专方

益气养阴方（《经验方》）

麦冬12g，天冬12g，沙参10g，玄参9g，生地10g，白茅根12g，玉竹9g，金银花9g，知母10g，白花蛇舌草30g，党参12g，茯苓12g，白术10g，丹参15g，威灵仙15g。水煎，1日1剂，分2次服。

[**治疗原则**]益气养阴解毒。主治尤文肉瘤放疗后气阴两虚，疮口久不愈合者。

[**加减法**]

口燥咽干甚者：加天花粉、芦根、石斛、乌梅；

食欲不振者：加麦芽、谷芽、神曲、鸡内金；

发热者：加黄芩、青蒿、连翘；

失眠烦躁者：加酸枣仁、夜交藤；

便秘者：加全瓜蒌、大黄（后下）；

皮肤炎症者：加紫花地丁、连翘、大青叶、板蓝根；

皮肤损伤较重者：应禁止涂抹油膏类药物，可暴露病灶；

如伤口破溃，久不愈合者：用生肌散外敷。

3.尤文肉瘤化疗后专方

（1）[**治疗方剂**]调中方（《中华肿瘤治疗大全》）

黄芪15g，白术10g，神曲10g，山楂10g，陈皮10g，姜半夏10g，莱菔子10g，鸡内金15g，山药15g，谷芽15g，麦芽15g，蚤休20g，甘草5g。水煎，1日1剂，分2次服。

[**治疗原则**]健脾和胃。主治尤文肉瘤化疗后脾胃虚弱不欲食者。

[**加减法**]

恶心呕吐者：加姜竹茹、代赭石（先煎）；

胃脘不适，反酸，吐苦水，嘈杂者：加黄连；

便溏者：加薏苡仁。

（2）[**治疗方剂**]清胃养阴方（《中西医结合杂志》）

生石膏（先煎）30g，竹叶20g，知母10g，生甘草5g，粳米10g。水煎，1日1剂，分2次服。方中粳米不入药煎，煎粥食。一般5剂为1个疗程。

[**治疗原则**]清胃养阴。主治尤文肉瘤化疗后口舌生疮。

[**加减法**]

呕吐重者：加旋覆花（布包）、代赭石（先煎）、竹茹；

口舌生疮者：加玄参、天花粉，并重用生石膏（先煎）、知母，同时口腔内搽锡类散；

身发斑丘红疹瘙痒难忍者：加鲜生地、赤芍、白芍、丹皮；

气虚多汗，心悸怔忡者：加黄芪、当归、五味子或口服生脉饮；

腹痛腹泻者：加木香、枳壳、白芍或加服黄连素片。

4.尤文肉瘤疼痛方

（1）[**治疗方剂**]白鹿止痛汤（《经验方》）

熟地30g，鹿角胶（烊化）10g，姜炭5g，炙麻黄5g，白芥子10g，桂枝10g，菟丝子10g，补骨脂10g，淫羊藿10g，蜈蚣3条，全蝎粉（吞服）3g，甘草5g。水煎服。

[**治疗原则**]温阳散寒，通络行滞。主治尤文肉瘤疼痛。

[**加减法**]

痛甚，固定不移者：加制乳香、制没药、莪术；

食纳减少者：加谷芽、麦芽；

大便溏薄者：加神曲、薏苡仁。

（2）[**治疗方剂**]三王止痛膏（《经验方》）

大黄50g，马钱子15g，全蝎30g，干蟾皮30g，蚤休60g，山慈菇60g，姜黄50g，麝香1g，冰片10g，红花40g，桃仁50g，当归50g，血竭30g，莪术50g，蜈蚣30g，桂枝60g，制乳、没30g，细辛15g。各为细末和匀，取酌量药粉调入凡士林内，摊于纱布上，贴敷肿块处，隔日一换。

[**治疗原则**]化瘀软坚，解毒止痛。主治尤文肉瘤疼痛。

[**临床报道**]用该膏贴敷治疗各种疼痛，止痛总有效率为93.3%，止痛平均持续时间16.6小时。

三、皮肤癌

皮肤癌系指发生于表皮的恶性肿瘤，其中以鳞状细胞癌和基底细胞癌最为常见。该病症的发生与多种因素相关，包括慢性皮肤病如光化性角化病和着色性干皮病，以及物理和化学刺激，例如日光、紫外线、X射线、电离辐射和煤焦油等。

本病属于中医病名国家标准的皮肤癌，亦属于恶疮、翻花疮、石疔、癌疮等范畴，其病因病机为外感风、湿、热、毒，客于肌肤，内耗阴血，夺精灼液，气血亏虚，难荣于外，毒邪积聚，留置肌肤而成。

【辨证用方】

皮肤癌的辨证，宜根据患者全身情况及癌灶色泽、质地、渗液的不同情况，辨别湿、热、实、虚。以局部皮肤红、肿、热、痛为热证、实证；以皮肤表面糜烂，渗血绵绵不愈，疲乏无力者为湿证、虚证，其治疗宜根据不同，选择针对性的方法。

1.湿热内蕴证

[**临床表现**]患处为红斑样皮损或红色糜烂面，伴有渗液、渗血、恶臭、疼痛，口干口苦，小便短赤，大便秘结，舌质红，苔黄腻，脉滑数。

[**治疗方剂**]萆薢渗湿汤加减(《中华肿瘤治疗大全》)

萆薢15g，薏苡仁20g，黄柏15g，土茯苓20g，丹皮12g，泽泻15g，滑石20g，苍术10g，苦参15g，知母15g，茵陈30g，蒲公英30g，半枝莲30g，白花蛇舌草30g，甘草5g。水煎服。

[**治疗原则**]清热利湿，化瘀解毒。

[**加减法**]

溃疡流血不止者：加仙鹤草、旱莲草、白茅根、蒲黄炭等，并用云南白药外敷；

发热者：加金银花、紫花地丁。

2.热毒蕴结证

[临床表现]局部红肿热痛，溃烂翻花，伴恶臭、疼痛，低热烦躁，大便秘结，小便短赤，舌质红，少苔，脉洪数。

[治疗原则]清热解毒，活血止痛。

[治疗方剂]五味消毒饮加减。（《中华肿瘤治疗大全》）

金银花15g，野菊花15g，蒲公英30g，紫花地丁12g，天葵子12g，红花10g，桃仁10g，䗪虫10g，穿山甲12g，川芎10g，大黄（后下）6g，车前子（布包）15g，蚤休30g，败酱草20g，甘草5g。水煎服。

[治疗原则]清热解毒，活血化瘀。

[加减法]

溃疡肿痛剧烈者：加延胡索、三七、乳香、没药。

3.血虚风燥证

[临床表现]局部呈斑丘状结节，表面糜烂，中心部萎缩，呈瘢痕状或斑块状，糜烂面绵绵不愈，难以收口，痒痛，疲倦无力，面色苍白，头晕眼花，舌淡，苔白，脉沉缓无力。

[治疗方剂]四物消风饮（《中华肿瘤治疗大全》）

生地12g，当归10g，荆芥10g，防风10g，赤芍15g，川芎10g，白鲜皮10g，蝉蜕10g，䗪虫10g，桃仁10g，生黄芪20g，山慈菇15g，白花蛇舌草30g，仙鹤草30g，败酱草30g，甘草5g。水煎服。

[治疗原则]养血润燥，化瘀解毒。

[加减法]

口干口渴者：加天花粉、芦根、麦冬；

大便秘结者：加郁李仁、大黄（后下）。

4.脾胃虚弱证

[临床表现]肿块局部出现鳞片状脱屑，反复结痂、脱屑，表面出现糜烂、渗血，绵绵不愈，面色萎黄，身倦乏力，纳差，大便溏薄，舌质红，

苔薄白，脉细弱。

［**治疗方剂**］除湿胃苓汤加减（《中华肿瘤治疗大全》）

茯苓12g，白术10g，陈皮10g，苍术10g，厚朴10g，猪苓15g，泽泻15g，防风10g，山栀子12g，滑石20g，党参15g，黄芪20g，白花蛇舌草30g，仙鹤草30g，败酱草30g，甘草5g。水煎服。

［**治疗原则**］健脾益气，化浊解毒。

［**加减法**］

肿块局部疼痛，舌质有瘀点者：加红花䗪虫、三七粉（吞服）；

夜寐不安者：加远志、酸枣仁、夜交藤。

【**辨病用方**】

皮肤癌的辨病治疗，注重内服与外用同步。局部治疗以解毒燥湿，化瘀消肿，敛疮生肌为主；内服药物应根据病期早晚，体质强弱分别采取或祛邪，或扶正，或祛邪扶正同施等法。

1.皮肤癌外用方

［**治疗方剂**］烟丹方（《中医杂志》）

石胆30g，丹砂30g，雄黄30g，矾石30g，磁石30g。煅制成末，外用。

［**治疗原则**］祛腐生肌。

［**加减法**］

内服黄芪、太子参、白术、白芍、赤芍、当归、陈皮、野菊花、蒲公英、白花蛇舌草、乳香、没药、丹皮等药扶正解毒，化瘀散结。

2.皮肤癌早期体质较实者用方

［**治疗方剂**］除湿解毒汤（《常见癌症中药治疗》）

薏苡仁30g，白鲜皮20g，仙鹤草20g，大豆黄卷10g，土茯苓10g，山豆根、丹皮、连翘、紫花地丁、半枝莲、大蓟、小蓟各5g。水煎服。

［**治疗原则**］清热凉血，祛湿解毒。

［**加减法**］

糜烂瘙痒，加苦参、地肤子。

3.皮肤癌中晚期体质较虚者用方

[治疗方剂] 护肤解毒方（《中医杂志》）

黄芪30g，太子参15g，白术10g，百合20g，赤芍10g，当归12g，野菊花9g，蒲公英25g，白花蛇舌草30g，乳香9g，没药9g。水煎服。

[治疗原则] 益气活血，清热解毒。主治皮肤癌。

[加减法]

清热解毒者：加金银花、连翘；

除湿理气者：加茯苓、厚朴、大腹皮；

芳香健脾者：加砂仁、陈皮。

【对症治疗】

皮肤癌的对症治疗，主要根据患者主要临床表现进行选择，尤其要注意手术、放疗、化疗后的不良反应，重视祛邪，尽可能消除有害因素，如手术后的出血，放疗后、化疗后的毒性反应。

1.皮肤癌手术后治疗专方

[治疗方剂] 八珍汤加减（《经验方》）

西洋参（蒸兑）10g，黄芪15g，白术10g，茯苓10g，金银花15g，知母10g，生地15g，当归10g，鸡血藤30g，黄芩10g，丹皮12g，枸杞子12g，白花蛇舌草30g，甘草5g。水煎服。

[治疗原则] 健脾益气，活血解毒。主治皮肤癌手术后气血不足瘀毒未尽者。

[加减法]

气短汗出者：加浮小麦、煅龙骨（先煎）、烟牡蛎（先煎）；

纳差者：加山药、神曲、麦芽；

伤口处灼热者：加紫花地丁、连翘、蒲公英。

2.皮肤癌放疗后治疗专方

[治疗方剂] 沙参二冬汤（《经验方》）

麦冬15g，天冬15g，沙参12g，石斛12g，太子参15g，白术12g，茯苓12g，旱莲草15g，龟甲（先煎）15g，女贞子15g，金银花15g，紫花地丁15，䗪虫10g，白花蛇舌草30g，甘草5g。水煎服。

[**治疗原则**]养阴清热解毒。

[**加减法**]

口干者：加芦根、玉竹、天花粉；

五心烦热、盗汗者：加银柴胡、地骨皮、五味子；

纳差者：加山药、神曲、麦芽。

3.皮肤癌化疗后专方

[**治疗方剂**]癌复康方加减（《经验方》）

白参（蒸兑）10g，黄芪15g，白术12g，茯苓12g，枸杞子12g，陈皮10g，广木香12g，女贞子10g，菟丝子10g，当归12g，夏枯草15g，白花蛇舌草30g，甘草5g。水煎服。

[**治疗原则**]健脾益肾，和胃理气。

[**加减法**]

恶心呕吐者：加姜半夏、砂仁；

肿块局部灼热者：加金银花、连翘；

纳差者：加神曲、鸡内金。

4.皮肤癌溃疡专方

[**治疗方剂**]生肌散（《癌症秘方验方偏方大全》）

姜黄45g，大海马30g，黄柏30g，丹皮30g，炮山甲30g，甘草24g，雄黄24g，生大黄15g，全蝎15g，冰片4.5g，麝香3g。外用。

[**治疗原则**]清热燥湿，化腐生肌。

[**加减法**]

若合并疼痛者：加白芷、郁金、延胡索。

5.皮肤癌疼痛专方

[**治疗方剂**]清热去痛膏（《中华肿瘤治疗大全》）

黄连60g，黄柏60g，黄芩60g，郁金60g，大黄60g，栀子60g，白芥子60g，乌贼骨60g，地龙60g，白僵蚕60g，密陀僧60g，白及60g，木鳖子仁15g，朴硝15g。外敷。

[**治疗原则**]清热解毒，消肿止痛。

[**加减法**]

若寐不安者：加远志、合欢皮、灵芝。

6.皮肤癌渗液专方

[**治疗方剂**]燥湿散（《中华肿瘤治疗大全》）

龙葵30g，景天30g，黄连（去须）30g，天灵盖30g，龙骨15g，乳香15g，木鳖子15g，葵花15g。外敷。

[**治疗原则**]收敛燥湿。

[**加减法**]

若疼痛难忍者：加川芎、延胡索、郁金。

四、恶性黑色素瘤

恶性黑色素瘤是一种高度恶性的肿瘤，起源于黑色素细胞。其发病机制与多种因素相关，包括紫外线暴露、不典型痣的存在、遗传倾向、外伤、内分泌变化以及免疫系统的缺陷或功能下降。在中医理论中，该病被归类于黑疮、黑痣、恶疮、脱疽和历疽等范畴。其主要病理机制被认为是外邪的侵袭，导致毒素在脉络或脏腑中积聚，耗尽真阴，阳气收敛，最终引起气血阻滞，久而形成肿瘤。

因此，对于恶性黑色素瘤患者来说，及早发现、及早诊断、及早治疗至关重要。定期进行皮肤检查，特别是对于存在高危因素的人群，是预防和治疗该疾病的重要手段。同时，保持健康的生活方式，包括均衡的饮食、适量的运动、避免过度暴露于阳光下等，也有助于降低患病风险。

【辨证用方】

恶性黑色素瘤首先辨明阴阳虚实。体表以无痛无痒，坚硬如核，长久难消，久则溃烂翻花者，为阴证；红肿痛痒，属阳证；虚证有气血阴阳之虚，实证有气滞、血瘀、痰结、湿聚毒火之辨，宜分而论之。

1.痰湿凝聚证

[**临床表现**]局部皮肤颜色或棕，或蓝，或黑，或白，发痒灼痛，或破

溃，渗流黄汁，胸脘痞闷，舌淡红，苔白腻，脉滑濡。

[**治疗方剂**]消核散加减

生牡蛎(先煎)30g，玄参10g，海藻10g，半夏10g，陈皮10g，当归10g，金银花15g，白术10g，苍术10g，苦参10g，知母10g，白英30g，白花蛇舌草30g。水煎服。

[**治疗原则**]清热燥湿，化瘀散结。

[**加减法**]

纳呆，苔腻者：加薏苡仁、藿香；

睡眠欠佳者：加柏子仁、夜交藤。

2.气滞血瘀证

[**临床表现**]局部皮肤颜色或灰、或蓝黑色，刺痛，或硬结，或溃破，渗血，胸胁胀满，心烦失眠，舌质黯红，有瘀斑，苔薄白，脉弦涩。

[**治疗方剂**]身痛逐瘀汤

秦艽6g，川芎5g，桃仁10g，红花10g，甘草6g，羌活5g，当归10g，五灵脂(炒)6g，香附5g，牛膝10g，地龙6g。水煎服。

[**治疗原则**]活血化瘀，理气止痛。

[**加减法**]

气滞者：加香附、延胡索；

气虚者：加党参、黄芪、太子参；

血虚者：加当归、川芎、阿胶、赤芍、何首乌。

3.热毒蕴结证

[**临床表现**]局部皮肤黑红、灼痛，或破溃流水，形体羸弱，口干口渴，大便秘结，小便短赤，舌质红，苔黄，脉弦数。

[**治疗方剂**]五味消毒饮加减(《中华肿瘤治疗大全》)

蒲公英30g，金银花15g，野菊花15g，冬葵子15g，紫花地丁10g，黄芪15g，白术10g，山豆根15g，红花10g，赤芍15g，大黄(后下)6g，半枝莲30g，白花蛇舌草30g，甘草5g。水煎服。

[**治疗原则**]活血化瘀，软坚散结。

［**加减法**］

肿块刺痛，舌质瘀黯者：加桃仁、延胡索；

热入营血至出血、瘀斑，渴不欲饮，舌绛无苔者：加水牛角、丹皮、紫草、生地；

热盛伤阴者：加生地、玄参、天花粉。

4.气血两虚证

［**临床表现**］局部皮肤颜色呈棕色或黑色，溃破流水，绵绵难愈，精神疲惫，四肢乏力，面色无华，舌质淡红，苔薄白，脉沉细无力。

［**治疗原则**］补气养血，解毒燥湿。

［**治疗方剂**］八珍汤加减（《中华肿瘤治疗大全》）

党参15g，茯苓12g，白术10g，当归10g，赤芍15g，熟地10g，川芎10g，山豆根6g，黄芪20g，苦参10g，苍术10g，白花蛇舌草30g，蒲公英15g，甘草5g。水煎服。

［**治疗原则**］益气活血，解毒燥湿。

［**加减法**］

腰膝酸软者：加杜仲、续断、菟丝子。

胃纳欠佳者：加山药、白术、鸡内金。

【辨病用方】

恶性黑色素瘤的辨病治疗，主张扶正祛邪并重，局部与整体结合治疗；但早期不主张局部外敷药物，以免局部刺激致扩散。内服汤剂应根据病期早晚、体质强弱分而论之。

1.黑色素瘤早期体质较实者用方

［**治疗方剂**］贝母夏枯汤（《四川中医》）

当归30g，玄参30g，金银花30g，陈皮30g，紫荆皮30g，牡蛎30g，贝母12g，儿茶15g，夏枯草6g，黑木耳30g，黄药子10g，半枝莲60g。水煎服。

［**治疗原则**］清热解毒，软坚散结。主治恶性黑色素瘤。

［加减法］

肿块刺痛，舌质瘀黯者：加桃仁、延胡索。

2.黑色素瘤晚期体质较虚者用方

［治疗方剂］扶正抑黑汤（《中医函授通讯》）

黄芪50g，人参4g，炒白术15g，茯苓15g，当归10g，白芍30g，生地20g，石斛10g，藤梨根30g，猫爪草30g，白花蛇舌草30g，夏枯草10g，七叶一枝花20g，石见穿10g，鳖甲10g，薏苡仁30g。水煎服。

［治疗原则］滋阴清热，益气养血，化瘀解毒。

3.黑色素瘤外用方

［治疗方剂］五虎丹糊剂（《湖北中医杂志》）

五虎丹结晶1.2g（水银、白矾、牙硝各180g，食盐90g，按升丹法炼制，练成白色结晶），蟾酥、红娘、斑蝥（去头足）各0.5g，洋金花1g。涂于溃疡面以普通膏药覆盖之。

［治疗原则］燥湿化痰，软坚散结。主治恶性黑色素瘤。

【对症治疗】

恶性黑色素瘤的对症治疗，要根据患者主要症状（出血、疼痛、溃烂等）进行选择性用药。同时要重视手术、化疗后不良反应，重视扶正。

1.恶性黑色素瘤出血不止

［治疗方剂］鹤草止血散（《中华肿瘤治疗大全》）

仙鹤草30g，血余炭30g，血见愁20g，白及15g，三七粉（冲服）6g。水煎服。

［治疗原则］止血消肿。

［加减法］

若合并疼痛者：加川芎、延胡索、郁金。

2.恶性黑色素瘤疼痛难忍

［治疗方剂］白屈止痛散（《中华肿瘤治疗大全》）

白屈菜20g，防风10g，防己15g，延胡索10g，白芷20g，干蟾皮15g。水煎服。

［治疗原则］活血止痛。

［加减法］

若合并夜寐不安者：加远志、合欢皮、炒枣仁。

3.手术后治疗专方

［治疗方剂］八珍汤加减（《经验方》）

白参或西洋参（蒸兑）10g，黄芪15g，白术10g，茯苓10g，金银花15g，知母10g，生地15g，当归10g，鸡血藤30g，黄芩10g，丹皮12g，枸杞子12g，白花蛇舌草30g，甘草5g。水煎服。

［治疗原则］健脾益气，活血解毒。

［加减法］

气短汗出者：加浮小麦、煅龙骨（先煎）、煅牡蛎（先煎）；

纳差者：加山药、神曲、麦芽；

伤口处灼热者：加紫花地丁、连翘、蒲公英。

4.放疗后治疗专方

（1）放疗后发热。

［治疗方剂］二竹参麦汤（《经验方》）

沙参15g，麦冬15g，玉竹15g，桑白皮15g，天花粉15g，菊花15g，金银花12g，连翘12g，竹叶10g，夏枯草15g，白花蛇舌草30g，甘草10g。水煎服。

［治疗原则］益气养阴，清热解毒。

［加减法］

呕吐恶心者：加竹茹、陈皮；

体虚乏力者：加白参（蒸兑）、黄芪。

（2）放疗后热毒伤阴。

［治疗方剂］黄精二冬汤（《中华肿瘤治疗大全》）

丹参15g，怀山药12g，茯苓10g，生地9g，麦冬12g，沙参10g，石斛10g，天冬12g，黄精12g，太子参12g，枸杞子12g，白术12g，白花蛇舌草30g，白英30g，甘草5g。水煎服。

[**治疗原则**]养阴清热，化瘀散结。

[**加减法**]

肿块局部发热者：加黄芩、连翘；

食欲不振者：加麦芽、谷芽、山楂、神曲；

失眠烦躁者：加酸枣仁、五味子。

(3)放疗后阴血亏虚。

[**治疗方剂**]紫黄鸡汤(《中西医临床肿瘤学》)

黄芪15g，全当归12g，白芍12g，紫丹参15g，乌药9g，鸡血藤30g，干地黄30g，黄芩9g，炙甘草5g。

[**治疗原则**]益气养血，滋阴清热。

[**加减法**]

放疗后血细胞下降者：加女贞子、旱莲草。

5.化疗后治疗专方

[**治疗方剂**]癌复康加减方(《经验方》)

白参(蒸兑)10g，黄芪30g，白术10g，茯苓10g，陈皮10g，枸杞子12g，女贞子15g，旱莲草15g，菟丝子12g，鸡血藤30g，夏枯草15g，白花蛇舌草30g，甘草10g。水煎服。

[**治疗原则**]健脾益肾，补气养血。

[**加减法**]

腰酸耳鸣者：加仙灵脾、石菖蒲；

恶心呕吐者：加姜半夏、砂仁；

纳差者：加鸡内金、山楂；

腹泻者：加吴茱萸、黄连；

失眠者：加酸枣仁；

潮热盗汗者：加丹皮、山萸肉、煅牡蛎、五味子。

下篇

抗癌实录

案例一　鼻咽癌

案例：李某，男，42岁

主诉及病史：鼻咽癌5年，经当地医院放疗，病情已基本控制。近来又发觉头痛鼻塞，鼻腔流血，有血痂，口干引饮，尤其胁肋部疼痛加剧，患者疑为胸肺、肝脏转移。某三甲医院查肝肺无异常。骨扫描左第9、第10肋骨，右第10、第11肋骨局部脓聚明显，骨质有破坏征象。诊断为鼻咽癌两肋骨转移。患者来进行中医治疗。

初诊：头痛伴随着体重减轻，鼻塞导致无法嗅到气味，鼻出血时血液颜色偏暗红，口腔干燥但饮水量不多，两侧肋骨区域感到疼痛，严重时甚至难以入睡。舌质干燥且偏红，舌苔稀少，脉搏细而弦，稍显快速。

治法：益肾养阴，壮骨止痛。

处方：生地黄、熟地黄、南沙参、北沙参、天冬、麦冬、天花粉、生白芍、延胡索各30g，半枝莲50g，郁金、补骨脂、寻骨风、透骨草、枳壳各15g，当归、辛夷、苍耳子、川楝子、橘络各10g。早晚饭后1小时服。

四诊：药后口感渐转润，但仍饮水不离，疼痛未减轻，鼻衄亦然。

处方：上方减南北沙参、川楝子、橘络、辛夷、苍耳子，加三七、骨碎补各15g，炙鳖甲30g。水煎服，每日1剂。

六诊：鼻衄渐止，两肋疼痛明显减轻，遂于上方加减治半年，疼痛基本消除。复查：四个骨转移灶点，有3个浓聚影已淡化，继续治疗跟踪随访年余，未见其他并发症，已正常上班工作。

本案评析：鼻咽癌为我国多发肿瘤之一。临床表现为不同程度的鼻衄、鼻塞、头痛耳鸣及颈部肿块，常发生骨转移。中医学认为鼻咽癌的主要病机为肺热痰火及肝胆毒热上扰，痰火淤血互结所致。现代医学以放疗为主，中医治疗为辅。中医治疗分三阶段，在放疗期间使用中药，主要是以下三个原因，一是清热解毒。因放化疗治疗肿瘤，常表现在“热邪，热毒，火邪”的特点，中药可以起到解毒的作用。二是增敏。部分肿瘤由于处于缺氧状态而进入休眠，故对放疗不敏感，乏氧细胞是治疗失败的根本原因，中药具有改善血液供应，增加血流量，减少乏氧细胞数量的作用，故对放疗起到增敏作用。三是促进骨髓造血，升高外周血象。

三七在本病治疗中扮演着至关重要的角色，其活血化瘀、散瘀止痛的功效显著。虽然患者的病情好转归功于整体药物的协同效应，但不可否认的是，三七对于缓解局部疼痛和控制骨转移病灶具有显著效果。在实践中，经常配合使用补骨脂和骨碎补等药物。中医理论认为肾主骨，因此，癌细胞的骨转移往往暗示着肾虚的状况。补骨脂不仅能够补肾暖脾，而且根据《开宝本草》记载，它还能治疗五劳七伤、风虚冷、骨髓伤败肾冷精流等症状。现代药理学研究进一步证实，补骨脂含有的多种成分具有抗肿瘤活性，特别是补骨脂素对多种癌细胞具有选择性地抑制和杀伤作用，以及放射增敏作用和升高白细胞的作用。骨碎补则以其补肾强骨、续伤活血镇痛的功效而著称。其主要药理作用在于保护骨肿瘤病灶周围的正常骨细胞，并促进其对钙的吸收，这有助于控制癌肿的发展。

案例二　食管癌

案例：李某，女，70岁

主诉及病史：患者主诉吞咽困难已持续超过两个月。经当地医院诊断为食管中段鳞状上皮细胞癌Ⅱ期，且未发现淋巴转移。患者因拒绝接受手术治疗，故选择住院接受根治性放疗。放疗后，患者出现肢体乏力、食欲不振以及吞咽困难等症状，前来求助中医。

初诊：形体消瘦，精神疲惫，咽干口燥，咽、食管灼热疼痛，胸膈痞闷，食欲不振，口渴喜饮，便干溲黄，舌红，中有裂纹，脉细数。

治法：由于气阴两虚以及热毒的积聚，导致肺胃功能失调，因此需要采取益气养阴、清热解毒、健脾和胃的治疗方案。采用沙参麦冬汤进行加减治疗。

处方：生黄芪30g，金银花20g，生地黄、玄参、北沙参、枸杞子、丹参、生白芍、谷芽、麦芽各15g，麦冬、玉竹、石斛、蒌皮仁各12g，陈皮、竹茹、鸡内金各10g。10剂。

二诊：食管灼痛有所缓解，食欲得到改善，但吞咽仍觉不利。

处方：上方去蒌皮仁，加太子参12g，威灵仙、急性子各15g，藤梨根、铁树叶、各30g。30剂。

三诊：口干和咽部干燥感已消退，胸膈部的不适感和阻塞感也消失了，饮食恢复正常，精神状态有所改善。

处方：去金银花、竹茹。再服30剂。

四诊：舌红少苔，舌中裂纹消失，脉沉细。

处方：去生白芍、玉竹、石斛，再入莪术12g，守宫8g，以增强活血散结的功效。再服30剂。（30剂后守宫改露蜂房10g，以后每30剂交换应用。）

随访：其后守原法，坚持服药2年余，多次行钡剂造影、CT、彩超检查，均未见异常。

本案评析：中医学认为，放射线属火毒之邪，易伤阴耗气，损伤对脾胃功能造成伤害，进而影响气血的生成。在放射治疗的早期阶段，患者常常表现出气阴两虚的症状，而到了后期，则更多地表现为热毒伤阴。因此早期宜养阴益气、佐清热解毒，后期当以清热解毒、凉补气血为主。治当益气养阴为先，清热解毒为主，调和脾胃。故方中主以生黄芪、北沙参、麦冬、枸杞子、生白芍、玉竹、石斛益气养阴，生津润燥；入金银花、生地黄、玄参以清热凉血解毒；加陈皮、竹茹、鸡内金、谷麦芽以和胃健脾；增蒌皮仁以润肺通便，合丹参以和血消瘀。二诊时灼痛减轻，大便调和，食欲增加，故增太子参以助益气养阴；加威灵仙、急性子以行淤降气，软坚散结，畅通吞咽；入藤梨根、铁树叶以化瘀解毒，抗癌消瘤。四诊时，病情稳定应加大消淤抗癌的力度，故再加莪术、守宫（或露蜂房）坚持长期服用，从而获得满意的疗效。

案例三　胃癌

案例：韩某，男，66岁

主诉及病史：感到胃部胀满，伴有频繁的呃逆和嗳气，食欲减退，进食量减少，身体日渐消瘦，体重下降，胃部疼痛时有发作。服用多潘立酮片和胃苏颗粒能够缓解疼痛，但随着时间推移，普通的胃药效果越来越差。经过某三甲医院诊断为食管胃结合部低分化腺癌，临床Ⅳ期，胃周、腹膜后及纵隔多处淋巴结转移。胃癌分型：弥漫型（伴溃疡），无法手术，只得行同步放、化疗治疗。前后住院5个月，肿块明显缩小，最大的淋巴结直径仍有1cm。血液检查显示，白细胞总数为3.0×10^{9}/L，血红蛋白为78g/L，癌胚抗原为11.2ng/ml。

初诊：疲倦乏力，食欲不振，面色苍白，舌质淡，舌苔白，右侧舌边出现紫斑，脉象沉细而弱。

治法：益气养血、健脾和胃、活血散结。

处方：生黄芪、鸡血藤、薏苡仁、半枝莲、藤梨根各30g，补骨脂、女贞子、丹参、海嫖峭、焦三仙各15g，太子参、炒臼术、清半夏、黄芩各12g，当归、莪术、陈皮、浙贝母、白及、白芍、鸡内金各10g，炙甘草6g，三七粉（冲服）6g，露蜂房10g（或守宫8g，每30剂两者交替使用）。

二诊：服药20剂，饮食渐增，精神向好，原方再进。30剂为1个疗程。

三诊：实验室检查，白细胞、血红蛋白恢复正常，癌胚抗原降至7.8ng/ml。原方去当归、鸡血藤、补骨脂，改炒白术为生白术，莪术增至15g，续服3个月。病情稳定以后，原方出入续治。

四诊：住院复查显示，病灶为炎性溃疡，纵隔、胃周及腹膜后淋巴结阴性，癌胚抗原<5ng/ml。患者红光满面、精力充沛，健康如常，此后坚持服药，随访4年，多次复查，未见异常。至今仍坚持巩固治疗。

本案评析：胃癌是我国最常见的恶性肿瘤之一，位居消化道肿瘤死亡原因之首。其病因病机，中医认为多由长期饮食不节、情绪忧郁导致痰火胶结，或脾胃虚寒，或津液干枯、气滞血瘀所致，亦可能因食积、气结、热结、痰凝、血瘀、脏腑虚弱等因素引起。中医治疗通常根据肝胃不和、气滞血瘀、痰湿凝结、脾胃虚寒、胃热阴虚、气血两虚等不同证型进行辨证施治。

因此，治疗胃癌时，应以扶助正气、健脾养胃为主。若存在未消化的食物，则需帮助消化；若逆气未调，则需解郁；若热邪未去，则需清热；若痰结未散，则需化痰；若瘀血未祛，则需行血；若病程日久导致身体衰弱，则应专事补养。治疗时不可同时采用标本兼治的方法，以免过度损伤胃气。因此，应益气养血、健脾和胃、活血化瘀。本案患者无法手术，行同步放化疗后，其虚尤甚，故此治疗方剂中可使用黄芪、当归、鸡血藤、补骨脂、女贞子等药物以益气生血，并配合六君子汤、鸡内金、焦三仙等以健脾和胃、增进食欲；加入莪术、丹参以祛瘀生新；使用三七合乌芍散、乌贝散、乌及散等以活血散瘀，抑制炎症渗出，保护溃疡面，促进组织创面修复。经过三个月的治疗，患者的血象恢复正常，随后停用当归、鸡血藤、补骨脂、女贞子等药物。继续服药一年后，癌性溃疡转变为炎性溃疡，纵隔、胃周、腰腹后淋巴结消失，癌胚抗原降至正常范围。患者坚持服药4年，身体状况已恢复如常人，这充分展示了中医在抗癌方面的强大效力。

案例四　结肠癌

案例：王某，女，43岁，药剂师

主诉及病史：腹泻多年，经常腹痛，伴有头晕和乏力症状。在当年2月，患者被诊断出贫血，并且体重减轻了大约10公斤。到了同年4月8日晚，患者出现肠鸣和腹痛，随后发生了便血，血色呈棕红色，出血量约为700毫升，之后又一次大量出血。经过住院治疗，包括注射止血药物后病情有所好转并出院，但大便潜血试验结果为强阳性。某日，在左侧腹部自行触摸到一个拳头大小的肿块，怀疑是恶性肿瘤。行剖腹探查术证实，并经病理确诊结肠腺癌，淋巴结转移。

初诊：面色显得暗淡无光，情绪低落，术后接受输液治疗后反应剧烈，持续高烧达半月之久。腹部时有剧痛，感觉胀满难耐，同时伴有头晕和视力模糊，进食状况极差，全身感到极度疲劳和无力，夜晚睡眠质量差。左颌下方有一个如鸡蛋大小的硬肿块，表面不平滑且固定不移。舌质颜色淡，舌苔黄且厚腻，脉搏表现为滑而快速。患者过去曾患有冠心病和糖尿病。根据中医理论，此病证为湿热邪毒在肠道内积聚，热毒耗损体液，导致身体的传导功能受阻，长期下来导致气血两虚，脾胃功能失调，肝肾功能受损。

治法：先清热解毒，攻下逐瘀；继以大补气血，健脾和胃，滋肾养肝，佐以清热解毒。

处方：白花蛇舌草120g，半枝莲、重楼、黑牵牛子、白牵牛子、炒麦芽、当归各30g，大红消90g，土茯苓、生薏苡仁各60g，败酱草24g，虎杖18g，槟榔10g，炒枳实、玄明粉（冲服）、乌药各9g，杭芍12g。水煎服，每日1剂。

二诊：随着病情的发展，患者的健康状况有所提升，并且正在接受氟尿嘧啶化疗。但是每次化疗后，患者会经历一系列不适症状，包括胃部胀满、食欲大幅下降、恶心但无法呕吐、腹胀和便秘、全身乏力、四肢无力、头晕眼花、心悸气短、活动时出汗、咽干舌燥以及烦躁失眠等。舌质呈现红色，舌苔黄，脉搏快速。鉴于此，改用以下方药物，采取攻补兼施的治疗策略。

处方：当归、太子参、制何首乌、半枝莲、板蓝根、炒麦芽各30克，杭白芍、生地黄、天花粉各15克，黄芪、枸杞子各18克，北沙参24克，石斛21克，枳壳9克，竹茹12克，白花蛇舌草120克，大红消60克。水煎服，每日1剂。

两年多来，均以上方为主，辨证加减党参、生地黄、熟地黄、黄精、虎杖、丹参、鸡血藤、焦白术、忍冬藤、山药等，并配合化疗13个疗程，诸症均消。左颌下肿块逐日软化，变为囊状，行手术切除。

病理学报告揭示，患者患有涎下腺混合瘤，该肿瘤的恶性程度较低。接受治疗后，患者的临床症状已完全缓解，体重增长超过15kg，并且能够胜任全天工作。在治疗后的第三年，进行的X线胃肠钡餐检查未显示出任何异常迹象。通过持续的随访观察，患者至今已健康地生活了8年余。

本案评析：结肠癌是胃肠道常见的恶性肿瘤。本案例为结肠癌并发淋巴结广泛转移，患者状况危急。尽管已切除局部病灶，但癌细胞残留，因此迫切需要利用中药进行清热解毒和攻下逐瘀，以防止癌症复发。接下来，通过增强正气、补充气血，待患者状况稳定后，再施以大剂量的氟尿嘧啶进行彻底治疗，旨在根除癌细胞。鉴于化疗可能带来较大反应，每次化疗后都会借助中药进行调理，以纠正脏腑功能失调，调整脾胃的升降，确保气血流通，恢复正常的生理功能。因此，在中西医结合治疗方案中，平衡扶正与祛邪的策略，是至关重要的。

案例五　直肠癌

案例：刘某，男，35岁，作家

主诉及病史：1年前大便经常出血，鲜红色，量多。继之大便次数增多，便形逐渐变细。当地医院诊为直肠癌，行手术治疗。直肠切除术后病理诊断：直肠结节型黏液腺癌，侵及肠壁全层。患者出院后经常腹胀已70余日，大便困难，便形细，食欲和睡眠尚好，担心术后转移，故来求诊。

初诊：面色㿠白干燥，唇燥微绀，时时咳嗽，但无痰。舌尖红，苔微黄，舌边有瘀斑，脉象虚弱而略显滞涩。

治法：患者证属肺胃津亏，血燥挟瘀。应滋阴润燥、养血化瘀、佐以解毒之法。

处方：桑叶30克，沙参15克，生石膏（先煎）、生桑白皮各12克，麦冬、阿胶（烊化）、粳米（另包）各10克，贝母、杏仁各6克，甘草3克，琥珀5克。水煎服，每日1剂。

二诊：服用上方20剂后，面色变得润泽，腹部胀气有所缓解，大便量增多，排便稍显通畅，但仍然偏干。患者感到饥饿，有进食欲望，夜间咳嗽无痰，诊脉显示弦涩。原法出入。

处方：麦冬、山豆根各10g，亚麻子、生地黄、生石膏（先煎）各12g，桑叶、金银花、生地黄、地榆各15g，夏枯草、半枝莲各30g，黄芩6g。水煎服，每日1剂。

三诊：服上方30剂，咳嗽得到缓解，大便通爽，惟夜间口苦，便前腹中不舒，诊脉缓而有力。继以养阴清肠、化瘀抗癌法治之。

处方：麦冬、桃仁、天花粉各10g，生地黄、亚麻子、郁金各12g，生地黄、地榆、金银花各15g，山豆根5g，半枝莲30g，黄芩、枳实各6g。水煎服，每日1剂。

四诊：服用上方30余剂后，精力充沛，皮肤润泽，头发有光泽，饮食日渐增加，各种症状均已消除，二便恢复正常，诊脉显示脉象缓和且有力。因此，建议继续服用丸剂以缓图疗效，每年服用一料，以巩固疗效。

处方：上珍珠3g，西红花、朱砂、干姜、硼砂各10克，地榆炭、金银花炭、硇砂各30g，蜈蚣10对，玄明粉15g。共为细末，蜡六蜜四（蜂蜡与蜂蜜的比例为6：4）为丸，梧桐子大，分1个月服之，早、晚各1次。

经治临床症状消失，癌灶无复发。经市医院X线钡剂灌肠摄片复查显示：钡剂灌至直肠与乙状结肠交界处略有停留，加压后通过情况良好，肠管充盈良好，未见狭窄及充盈缺损。降结肠、升结肠、横结肠充盈均佳，结肠袋清晰，排空后钡剂全部排出，黏膜观察不理想。下消化道钡餐造影显示直肠癌术后表现，未见异常改变。目前患者身体健康，正常上班工作。

后续随访确认，患者健康存活时间已达12年零4个月。

本案评析：本次病例经直肠癌手术后，病理确诊为结节型黏液腺癌，并已扩散至肠壁全层。证根据中医理论，此病属于肺胃阴虚，血燥挟瘀。由于肺与大肠相表里，胃与大肠同属六腑，肺胃阴虚导致津液亏乏，上则不能润肺而引发无痰的咳嗽，下则不能濡润肠道而造成排便困难、便形细小。阴血互生，阴虚必导致血少而干燥，面部和唇部因此失去滋养而变得苍白干燥。血燥则生瘀，腑气不通则导致腹胀。唇色发绀、舌紫、脉涩均为血瘀之征。因此，治疗应以滋阴养血、润燥化瘀为主，辅以解毒。处方采用桑杏汤与白虎汤化裁，加入桑白皮、麦冬、阿胶、亚麻子、生地黄以滋阴养血，润肺滑肠，止咳通便；加入地榆、桃仁、琥珀、郁金、枳实以凉润化瘀，理气行滞，以消除腹胀；加入山豆根、金银花、夏枯草、半枝莲、黄芩以清热解毒。经过治疗，所有症状得到缓解，脉象缓和有力。之后，再用丸剂以解毒生而缓图。患者已健康存活13年，这证明了中西医结合治疗的成功。

案例六　原发性肝癌

案例：李某，男，63岁

主诉及病史：患者肝区不规则胀痛，腹胀乏力，纳差食少，便干溲黄，舌质暗红，边有紫斑，苔微黄腻，脉弦涩。既往有乙肝、肺结核病史，近因胁痛、腹胀、纳差而就诊。

B超检查：肝右叶约10cm × 8.6cm强回声光团，边界欠清晰。

CT检查发现肝右叶低密度影，提示肝右叶占位性病变（原发性肝癌——巨块型）。血清学检查示：AFP（–）、γ-GT 266U/L、TBIL 31.6μmoVL、ALT 96U/L、AST 72U/L。

治法：辨证属气滞血瘀、湿热毒聚，治以理气化瘀、解毒散结，方选柴胡鳖甲参术散。

处方：柴胡、郁金、枳壳、陈皮、桃仁、栀子、赤芍、土鳖虫、鸡内金各10g，茵陈、太子参、茯苓各15g，莪术、白术、延胡索、八月札各12g，醋鳖甲（先煎）、虎杖、焦三仙各20g，半枝莲、白花蛇舌草各30g，大黄6g，蜈蚣2条。每日1剂，水煎服，同时服复方斑蝥胶囊，每次3粒，每日2～3次。并给予苦黄注射液30ml，加入5%葡萄糖注射液250ml中静脉滴注，每日1次。

复诊：服药30剂，胁痛减轻，腹胀不甚、纳食渐复，便调溲清，舌苔薄白。肝功能检查显示，TBIL 21.0μmol/L，ALT 62U/L，AST 48U/L。

处方：去茵陈、栀子、大黄、蜈蚣，加石见穿、薏苡仁各30g，每日1剂，水煎服。后以此方加减，并将静脉输液改华蟾素注射液20ml，加入5%

葡萄糖注射液500ml中缓慢静滴，每日1次，4周1个疗程。2个疗程后改复方苦参注射液15ml加入生理盐水250ml中静脉滴注，3周为1个疗程，共2个疗程。两药交替使用。

肝功能检查示TBIL 20.4μmol/L、AUT 42U/L、AST 40U/L、γ-GT 186U/L，CT检查示肿瘤未见增大。5个月后复查肝功能、CT检查病情稳定。

3个月后因肺结核大咯血，在当地抢救无效去世。

本案评析：本例涉及的是一例原发性巨块型肝癌患者，同时伴有肝功能异常。根据中医辨证，此病例属于气滞血瘀、湿热毒聚的证候。治疗方案中，柴胡、太子参、白术被用于疏肝益气和健脾；郁金、桃仁、赤芍、土鳖虫则用于活血化瘀、软坚散结；茵陈、栀子、茯苓、虎杖、大黄则具有利湿退黄的功效；枳壳、陈皮、八月札、鸡内金、焦三仙则用于理气和胃，帮助消化；此外，半枝莲、白花蛇舌草、蜈蚣被加入以解毒抗癌。同时，患者接受了苦黄注射液的静脉滴注治疗。通过坚持上述治疗方案，患者得以带癌生存超过一年，这在临床上实属不易。

案例七　胰腺癌

案例：梁某，男，46岁

主诉及病史：患者因上腹部胀痛不适2月余，皮肤巩膜黄染，食欲减退1个月，经当地市医院确诊为胰腺癌，行胆囊、胰头、十二指肠切除术，病理检查示侵袭性中分化导管癌，已侵及胰头。术后出院，仍感上腹部疼痛不适，食后加重，转来中医治疗。

初诊：形体消瘦，面色晦黄，时有呕恶，心烦不宁，体倦乏力，便干溲黄。苔黄腻，脉弦数。此为毒热内蕴，气血亏虚之象，治以清热解毒，益气健脾和胃。

处方：黄芪、薏苡仁、半枝莲、白花蛇舌草、金钱草各30g，茵陈、虎杖、焦三仙各20g，丹参15g，莪术、白芍、姜半夏、茯苓各12g，柴胡、陈皮、枳壳、藿香、黄芩、炒当归、鸡内金各10g，白豆蔻（后下）、生大黄（后下）各6g。15剂。另服犀黄丸，每次3g，每日2次。

二诊：经过三周的药物治疗，患者的胁腹胀痛显著减轻，食欲增加，大便恢复正常，舌苔由厚转为薄黄。根据病情变化，原方中去除了藿香和白豆蔻，并将生大黄调整为制大黄，继续服用。此后，患者每月复诊一次，症状持续改善，体重亦有所上升。

次年5月随访：胁腹无不适之感，纳食正常，二便调。在当地医院行CT检查示肝、脾、胰（体、尾）未见异常。

处方：黄芪、生薏苡仁、半枝莲、白花蛇舌草、石见穿各30g，丹参15g，莪术、白芍各12g，柴胡、枳壳、当归、木香各10g，甘草6g。水煎服，每隔一日服用一剂。犀黄丸，原剂量续服，随访半年，身体状况良好。

本案评析：胰腺癌是消化系统较少见的恶性肿瘤，近年来有渐增的趋势，现代医学对本病治疗应争取早日手术切除，但能得以根治或治愈者甚微，术后转移者甚众，即使放、化疗亦难收效，5年存活率仅4%。本病预后甚差，一旦出现症状，患者的平均生存时间大约为一年。

本案患者形瘦纳呆，正气亏虚，手术耗伤气血，体内正气难复，抗邪乏力，食入难运，则脘腹疼痛，时有呕恶，热毒蕴结则舌苔黄腻，便干溲黄。故行清热解毒，益气活血，健脾和胃之法而收佳效。尽管如此，对于胰腺癌而言，手术治疗仍然是首选方案。

案例八　白血病

案例：夏某，40岁，女

主诉及病史：患者当年3月突然高热（体温39.8℃），医院当拟诊感冒。第2日起大便出血色紫，每日4次或5次，共3日。继之口腔黏膜、牙龈、鼻窍出血两上肢、少腹部、臀部均见散在性出血点及瘀斑，全身浅表淋巴结未触及，巩膜无黄染，鼻窍、口腔黏膜、牙龈可见血迹瘀点，咽充血明显，胸骨处略有压痛。某三甲医院骨髓象报告：急性早幼粒细胞性白血病。于同年4月6日邀中医会诊。

初诊：精神疲惫，面色苍白，牙龈鼻血流溢，腹部有皮下出血瘀斑，伴有低热，口不渴，大便色黑有光泽。舌尖红绛，苔中黄灰黑，质干，脉来滑数。

治法：证属热入营血，络破血溢，兼阴虚气热。立清营泄热、安络止血佐育阴生津之法。

处方：广犀角（代，先煎）6g，赤芍、茜草炭各10g，牡丹皮8g，玄参、鲜石斛各12g（另煎），生地黄30g。水煎服，每日1剂。

二诊：服用三剂药物后，牙齿出血持续不止，伴有血痂形成，未见鼻出血，大便干结，仅能摄入少量半流质食物。舌尖红中灰，脉数。再以原方进退。广犀角（代，先煎）增至8克，加仙鹤草、猪殃殃各30g，全瓜蒌20g。继服4剂。

三诊：经过服用中药并结合化疗治疗，病情逐渐稳定，鼻出血和紫癜症状逐渐消退。在服用22剂药物后，出血完全停止，食欲也有所改善。

在实验室检查中，未发现幼稚型细胞及有核红细胞。骨髓象显示为急性早幼粒细胞性白血病缓解期，患者因此出院。建议每1至3个月加强一次化疗，并在门诊接受中西医结合治疗。经过治疗，临床症状已完全消失。骨髓象再次确认为急性早幼粒细胞性白血病缓解期。后续随访显示，患者已存活4年3个月，目前状态良好。

本案评析：本案经骨髓穿刺检查确诊为急性早幼粒细胞性白血病，以全身出血为其主要临床见证，乃邪毒内陷营血，迫血妄行，耗津伤阴所致，故用犀角地黄汤加味治之。该方有清热解毒凉血散瘀、止血和络之功。重用生地黄，因其营阴亏甚；加玄参以救肾中不足之阴；加鲜石斛以滋胃中枯耗之津，以济养阴生津之源；加茜草炭、仙鹤草以凉血散瘀而止血。

至于苔中黄灰黑，脉滑数之象，当属气分热证，但因无口渴之症，暂舍不治，而血证为急，以药少力专而取效，故3剂后鼻衄已止。再加全瓜蒌清热润肠以通便，猪殃殃清热解毒以清气，对抑制早幼细胞有一定作用。故复诊以治营血为主，兼清气分之热，药证相符，取得较好的疗效。

案例九　霍奇金淋巴瘤

案例：武某，男，30岁

主诉及病史：在右侧腹股沟发现淋巴结肿大，大小与拇指相当，伴随着午后发热、盗汗、体重减轻以及乏力和食欲不振。不久之后，淋巴结迅速增大至鸭蛋大小。经过某医院的病理检查，确诊为霍奇金病。接受半个月的放疗后，患者无法耐受，随后改用化疗治疗十余日，导致白细胞急剧减少，因此不得不中止放化疗，选择中医治疗。

初诊：面部轻微浮肿，色泽呈现灰暗，精神状态萎靡不振，伴有恶寒和发热症状。颈背感到僵硬和紧张，全身感到胀痛，腹部胀满且食欲不振。舌质上可见瘀斑，舌苔白厚而腻。右侧腹股沟淋巴结肿大，形状类似鸭蛋，固定不动且无痛感；左侧腹股沟、颈部及腋窝的淋巴结也出现肿大，可以推动，同样无痛。

治法：由于患者的病情表现为痰湿凝聚，郁结化热，阻塞经络，导致气滞血瘀，并且再次受到风寒侵袭。治疗应首先采取散寒祛湿，行气化痰的方法；随后，应继续燥湿健脾，涤痰散结，清热解毒。

处方：麻黄、桂枝、甘草各6克，白芷、川芎、当归、白芍、法半夏、陈皮、苍术各9克，茯苓15克，枳壳、桔梗、厚朴各12克，生姜3片。水煎服，每日1剂。

二诊：在服用上方八剂药物后，风寒症状已得到缓解，外邪已被驱除，食欲有所增加，腹部胀满感也有所减轻。然而，舌苔依旧白厚而腻，且午后仍有低热现象。继续采用燥湿健脾、化痰散结的治疗方法。

处方：苍术、厚朴、法半夏、山慈菇、重楼各12克，陈皮、白芥子、皂角刺、川芎各9克，甘草、豆蔻、天南星各6克，茯苓、薏苡仁、丹参各15克。水煎服，每日1剂。

三诊：按上方出入，坚持治疗6个月后，患者食欲正常，低热已除，精力较前充沛，右侧腹股沟淋巴结已缩小到食指大，其他肿大的浅表淋巴结全消。患者已能上班，带药方继服。

四诊：五年后，患者再次出现颈部、腋窝、腹股沟等部位的淋巴结肿大，并伴有低热症状。经过武汉某医院的检查，被诊断为恶性淋巴瘤复发，并转至我处接受治疗。患者自述有低热（体温37.8℃），由于盗汗导致每晚内衣湿透，食欲不振，精神抑郁，面色灰暗。舌苔黄腻，脉象濡数。在颈部、腋下、腹股沟等部位可以触及不同大小的肿大淋巴结，其中右腋窝下有一枚乒乓球大小的肿大淋巴结，右侧腹股沟淋巴结肿大如鸭蛋。这表明痰湿未消，郁结化热。治疗应以清热解毒为主。

处方：金银花、赤芍、蒲公英、玄参、生牡蛎、昆布、海藻、牡丹皮、丹参各15g，连翘、大贝各9g，夏枯草、天葵子、紫花地丁、重楼、山慈菇、郁金各12g，薏苡仁30g。水煎服，每日1剂。另：犀黄丸每日2次，每次3g。

五诊：经过上方10余剂的治疗，患者的各项症状明显减轻，效果显著，不宜轻易改变药方。继续守方治疗四个月后，颈部和腋窝的淋巴结不再肿大，腹股沟肿大的淋巴结缩小至接近复发前的状态，低热和盗汗等症状也已消失。

处方：采用六君子汤加生牡蛎、大贝母、山慈菇、重楼、天葵子等药材，以健脾益气，化痰散结，进一步巩固疗效。

经过治疗，患者的临床症状和肿瘤均得到消除，12年后随访未复发。

本案评析：

恶性淋巴瘤（ML）是指起源于淋巴结和其他器官的淋巴组织的恶性肿瘤，属于造血系统恶性疾病的一种，主要分为霍奇金淋巴瘤（HD）和非霍奇金淋巴瘤（NHL）两大类。

根据中医病名国家标准，本病被称为“恶核”。传统中医文献中，它通常被归类于“石疽”“恶核”“失荣”“痰核”“瘰病”和“阴疽”等病症。其致病因素和机理主要包括外感风热邪毒或寒痰凝滞，以及内伤七情饮食，导致肝气郁结，郁结化火，灼伤津液形成痰湿，气滞血瘀，结聚成块，长期不愈，脏腑虚弱，肝肾亏损，气血两虚。因此，临床上多表现为本虚标实、肿瘤生长迅速且难以消退。治疗时，通常根据寒痰凝滞、风燥痰凝、痰瘀互结、肝肾阴虚、气血两虚等不同证型进行辨证施治。

本病例属于瘤、瘰疬、失荣等范畴。其病因可归结为“气滞津停，邪气侵袭，导致凝结日益严重，连绵聚结，形成瘤体”(《灵枢》)。初诊时，患者出现恶寒发热、颈背拘急、周身酸痛等症状，这是由于风寒乘虚而入。治疗上，急则治其标，首先采用五积散以散寒消积。待外邪解除后，继续使用涤痰软坚、行气散结的方法，参考导痰汤、越鞠丸进行加减治疗。

然而，由于痰湿黏滞、胶结难解，治疗效果只能逐步显现，因此需要长期坚持服药数月以取得疗效。五年后，病情复发，表现为低热、舌苔黄腻、脉濡数等症状，这表明痰浊未完全清除，郁结化热。此时，继续沿用先前的治疗方法，并加入清热解毒的药物，再次取得了良好的治疗效果。

案例十 甲状腺癌

案例：贺某，男，50岁

主诉及病史：经某三甲医院诊断为甲状腺癌，行放疗后，右侧肿块消失，左侧肿块因压迫颈动脉，不能放疗转来中医治疗。

初诊：左侧肿块坚硬，表面凹凸不平，推之不移，约5.6cm×7.0cm，无自觉疼痛，颈部活动受限，吞咽食物似有阻滞感，眠差纳可，溲黄便干，苔薄黄欠津，脉弦细左侧证属痰疲交结，热毒内蕴。

治法：以清热解毒，消疲化痰，软坚散结。

处方：生牡蛎、玄参、昆布、海藻、天花粉各30g，七叶一枝花、黄药子、山慈菇各15g，升麻、夏枯草、三棱、莪术、炮山甲、皂角刺、浙贝母、僵蚕、制半夏、甘草（另包）各10g。水煎服，日1剂，早晚饭后1小时服。

二诊：药后无不适，守原方随证出入，续服3个月。

三诊：肿块明显缩小，约为2cm×3.5cm，守原方再续服3个月，肿块完全消失。随访5年，未见复发。

本案评析：甲状腺癌是头颈部最常见的恶性肿瘤，女性偏多，发病年龄多在20～40岁，50岁以后明显下降。甲状腺癌除未分化癌外，其他型对放疗、化疗均不敏感，主要采取手术治疗和（或）^{131}I治疗、化疗并结合中医中药软结散结、活血化瘀等法辨治。

本案处方时将十八反中的海藻、甘草同煎而用，未发生不良反应，却起到了很好的疗效，在临床中笔者常将海藻、甘草这组反药配伍运用，有时也常出现明显的不良反应。最常见的不良反应是用药后患者头晕目眩，如同晕车、晕船，喝醉了酒一样，步态不稳，甚则呕吐，全身无力。其实只要停药半天、一天后，症状就会缓解。说明十八反中的海藻、甘草配伍，确有不良反应临床中，海藻、甘草同用，有的有明显的不良反应，有的则没有，可能因患者的体质、病情以及其他药物配伍作用、使用方法的不同而反应不同，有待进一步观察研究。总之一定要谨慎从事。一般情况下，在处方中将甘草另包，先试服之，如无不适，则用之；有反应，即去之。

案例十一　膀胱癌

案例：周某，男，58岁

主诉及病史：长期吸烟，日常饮食不佳，长期遭受咳嗽和痰多的困扰，胸闷不舒，病情逐年加重已有二十年。前段时间突然注意到在小便结束时出现大量血尿，尿后感到头晕目眩，心跳加速且不安。随后，患者出现频繁排尿的情况，每天大约15次，尿液颜色深如浓茶。此外，患者感到小腹正中有沉重的坠胀感，耻骨区域出现酸痛不适。当地医院确诊为膀胱癌，遂收入外科住院。经观察认为，患者年龄较大，体质太弱，不能行手术，劝其出院中药治疗。

初诊：形体消瘦，肌肉萎缩，面色暗淡无光，呼吸短促，尿血前常感到小腹内部如火焚烧。其口唇呈现黑褐色，舌质暗红，舌苔黄且部分脱落，脉象弦而略快。

治法：上述症状表明，肺金不能滋养肾水，体内有毒热积聚。故立清金泄热、解毒化瘀之法。

处方：薏苡仁、白茅根各60克，夏枯草、昆布、生牡蛎、瓜蒌、半枝莲、沙参、土茯苓、玄参各30克，清半夏12克，川贝母、青皮、陈皮、莪术、荆三棱各10克。每剂水煎2遍，共取1000 mL，分4次温服。每日服药2次。

二诊：腰痛症状已减轻了大半，食欲日渐增强，小腹的坠胀感也得到了缓解。鉴于病情的进展，我们继续遵循先前的治疗方案。原方中去除了玄参、半夏、川贝母、青皮和陈皮，加入了蒲公英60克，丹参、海藻、鱼腥草各30克，以及紫菀和天花粉各15克。煎服法保持不变。

三诊：腰痛已止，食欲日渐增加，耻骨部位的酸楚感已消失，咳嗽、咳痰以及胸闷的症状也明显减轻。体力逐渐恢复，病情持续好转。前方药方适宜，无须更改。将上方药材研磨成极细粉末，加入适量蜂蜜调制成膏状，蒸熟后每次服用一汤匙（约9克），每日三次。

四诊：在过去的几个月里，除了偶尔出现轻微的咳嗽和咳痰，以及采用养阴清热、益气补血的疗法外，其他不适症状已经完全消失。临床症状已经消退，截至11月，患者已经存活了3年9个月，病情保持稳定，并且能够沿河捕鱼。

本案评析：本案例属于中医学中溺血的范畴。追溯其根源，乃因金不生水、热毒内结所致。治疗时，热毒需解，阴虚则应补益。因此，方剂中采用半枝莲、土茯苓、蒲公英、鱼腥草、白茅根、薏苡仁以清除体内郁结的热毒，解血中之毒；沙参、玄参则用于壮水制火，专补肺肾之阴，以期金水相生；夏枯草、天花粉、瓜蒌、昆布、海藻、牡蛎、半夏、川贝母、紫菀用于解热邪之郁结，散痰浊之壅滞；丹参、三棱、莪术用于活血化瘀；青皮、陈皮则理气行滞，消积和中，从而达到治疗效果。

案例十二　前列腺癌

案例：陈某，64岁，男

主诉及病史：患者于1年前行前列腺癌根治术，近几个月来，自觉小腹胀痛，小便尿血，甚则滴沥难解，经某三甲医院检查诊断为：①前列腺癌术后盆腔广泛转移；②膀胱转移癌；③肾功能衰竭（尿毒症期）；④糖尿病；⑤高血压；⑥严重贫血。病情危重，已告知家属做后事处理。每周仅做2次血透。经人介绍前来求治。

初诊：严重贫血，声低息微，懒言不语，需家人搀扶行走，小腹坠胀、膨隆、隐痛，小便血水淋漓，口干不欲饮，纳少，大便不爽，四肢欠温。实验室检查示：空腹血糖7.8mmol/L，肌酐350μmol/L，尿素氮30.5mmol/L，血压175/105mmHg。舌淡胖大，边有齿印，脉沉细无力。

治法：证属阴阳气血两虚，正气难敌邪气，癌毒蔓延，命门之火衰弱，处于极度危险的状态，灾祸即将接踵而至。应当激发元阳之力，奋力挽救危局，驱逐邪毒，稳定局部状况。

处方：别直参、熟附片（先煎）各15g，山茱萸、炙鳖甲（先煎）、制龟甲（先煎）、猪苓各30g，白芍50g，炮姜炭、冬虫夏草、三七各10g。另以鲜大蓟、小蓟、紫茅根各100g，煎汤代水煎服。10剂。每日1剂，早、晚各服约150ml。外用灌肠方：大黄30g，牡蛎、蒲公英各50g，煎水100～150ml，待温灌肠，保留1～2小时排便，每天早、晚各1次。

二诊：药后神转纳佳，小便次数增多，尿量增加，小腹松软，未见血尿。随即又去原住院处检查示：肌酐280μmol/L，尿素氮15.7mmol/L，血红蛋白75g/L。守原方加熟地黄、黄芪各30g，当归10g，砂仁5g。灌肠方不变，排出毒素。

三诊：近日又现血尿，余情尚可。

处方：红直参、熟附子（先煎）、茜草各15g，山茱萸、熟地黄、猪苓、炙鳖甲、制龟甲、地榆炭、仙鹤草各30g，白芍50g，炮姜炭10g，砂仁5g，煎服法同前。改冬虫夏草、三七、琥珀各等份，研末装胶囊，每服3g，每日3次。外用灌肠方守原方加斩龙剑、露蜂房各15g，用法同前。

四诊：药后诸症渐趋缓解。以后根据症情，加减调治半年余，病情稳定。

本案评析：本案例充分展示了在面对病情严重、癌症广泛转移，并伴有肾功能衰竭终末期症状的患者时，如何在中医理论的指导下采取治疗措施。通过内服药物振奋元阳，遵循“阳中求阴，阴中求阳”的原则，以挽救患者于危急之中；同时，采用灌肠外用的方法，排除邪毒，确保邪气有排出的途径，泻下攻毒而不损害正气。这种内外结合的治疗方法，相辅相成，效果显著。

案例十三　乳腺癌

案例：钱某，女，56岁

主诉及病史：1年前左乳外上方可触摸一小鸽蛋大包块，因无明显不适，未治。后包块渐大，前往某三甲医院诊断为乳癌住院。后行左乳肿块切除，术中快速切片报告为“左乳导管内癌”，改予左乳癌保乳改良根治术。病理切片亦诊为“左乳导管内癌”，部分区域为浸润性导管癌（分化好）。因术后又化疗2次，渐致发落全秃，眩晕耳鸣，呃逆汗多，神疲畏寒（腹尤甚），舌淡苔白，脉虚滑。因不能耐受继续化疗，转求助中医。

处方：八珍汤出入。熟地黄、白术、白芍、八月札、刀豆子、潼疾黎各15g，女贞子、墨旱莲、制料豆、补骨脂各20g，白参、当归、僵蚕、姜半夏、旋覆花（布包）各10g，制首乌、鸡血藤各30g。10剂。

二诊：呃平神振，眩晕定，耳鸣止，纳可便畅，已不畏寒，尤喜发渐长至2cm。唯上肢及肩颇痛，原方出入再进6剂，后以上方5剂量，共研末水泛为丸，以利缓图，每日4次。药后颇适，遂又略予加减，续10剂为丸再服。

三诊（6个月后）：患者面色红润，满头乌发，外观已与常人无异。但因其近日去厂里上班，下班后腰略酸，背微痛。另觉左乳及左腋部微麻。

处方：僵蚕、浙贝母、姜半夏、天冬、夏枯草各10g，杜仲、熟地黄、生白芍、桑寄生、八月札、续断、黄芪、鹿衔草各15g，威灵仙、花蕊石各20g。10剂制水丸。药后颇安，遂予原方出入，继续以丸药图治。

四诊：（15个月后）患者纳眠较佳，体渐丰满，但双膝关节内自觉发热，夜卧脚喜伸出被外。患者要求仍以丸剂治。

处方：蜂房、猫爪草、知母、浙贝母、姜半夏、漏芦各10g，僵蚕、郁金、白术、白芍各15g，天冬、天花粉、玄参、炙鳖甲、白薇、花蕊石、生牡蛎各20g，黄芪30g。7剂共末，以石见穿、蛇六谷、八月札各150g，绞股蓝、夏枯草、蒲公英各100g，青皮、灵芝、柴胡、薄荷、甘草各50g。煎汁泛浓缩丸。

四诊：（4个月后）患者外观与常人无异，纳便正常，且每日折叠纸袋8小时亦尤倦态。仍要求以丸方图治，故在6月22日处方中加入泽泻、山楂、瓜蒌皮等药，再作浓缩丸长期服。

五诊：（2.5年后）患者虽体重未见减轻，但亦未增加，且无其他不适，上班8小时亦不觉劳累，遂守前方出入，制成浓缩丸3kg，考虑中医治疗已历经5年，可暂告结束。跟踪随访，健康生活至今。

本案评析：乳腺癌在既往中医典籍被归入"乳岩""乳石痈"等范畴。其发病多因正气虚弱、外邪侵袭、情志内伤、饮食失宜等各种致病因素长期作用，引起脏腑功能紊乱、冲任气血失调，乃至气滞血瘀、痰浊、蕴毒搏结于乳，日久成岩。多从肝郁气结、气滞血瘀、冲任失悯、热毒蕴结、正虚毒陷等予以分型辨治。乳腺癌术后如能尽快接受中医治疗，肯定比单纯放化疗好，因中药不仅可缓解放化疗不良反应，且能直接杀灭术中漏网的癌细胞，较好地防止疾病转移。

案例十四　宫颈癌

案例：秦某，女，54岁

主诉及病史：绝经多年后，最近频繁出现阴道不规则出血和血块排出。过去一个月情况加剧，伴随经常性的腹痛，食欲显著下降，体重也有所减轻。在某三甲医院接受检查后，病理诊断为宫颈鳞状细胞Ⅲ期。

初诊：脉象沉涩。舌质暗红，前端苔薄，中部微腻。此乃长期疾病所致，气血亏虚，胃气衰弱。治疗宜采用和中养胃、温通经脉、活血化瘀、消散腹部积块之法。

处方：制半夏、广陈皮各12克，云茯苓、焦白术、炒枳壳各15克，藿香、佩兰各10克。水煎服，每日1剂。

二诊：上方出入，服用10剂后，食欲逐渐恢复，精神状态亦有所提振。因此，可以大胆采用活血化瘀、缓消肿块的方剂。

处方：桂枝、牡丹皮、桃仁、莪术各10g，茯苓15g，赤芍、当归尾各12g。水煎服，每日1剂。

三诊：服药后，下血和污水减少，但腹部偶尔仍会感到疼痛。上方加用牛膝10克，红花6克。服用15剂后，出血情况大幅减轻，腹部疼痛也已消失。

处方：上方去牛膝、桃仁、红花，加川芎、墨旱莲、泽泻。服10剂，出血全止，污水亦净。

全疗程约一个半月，共服药34剂，患者觉下身非常轻松，食欲日增，精神旺盛，步履自如。又经放疗19次后返家。

经治临床症状消失，恢复工作，5年后随访仍健在，已退休在家操持家务。

本案评析：宫颈癌是指发生于子宫颈阴道部或移行带的鳞状上皮细胞及颈管内膜的柱状上皮细胞交界处的恶性肿瘤，中医典籍多归于中医"带下”“五色带”“崩漏”“癥瘕”等病症范畴。其主要病因病机为外邪入侵、饮食不节、七情内伤，致肝郁气滞、冲任损伤，肝、脾、肾诸脏虚损，体内湿热邪毒淤积阻滞，积于胞中发为癌瘤。临床多从肝郁气滞、气滞血瘀、湿热内结、肝肾阴虚、脾肾阳虚等予以分型辨治。本案遵循“有胃气则生，无胃气则死”的原则，首先着手于养胃，以扶正祛邪，稳定病情；随后观察到患者的食欲恢复，精神状态逐渐好转，便转而采用活血化瘀、缓消块之法，仿桂枝茯苓丸的加减法，以期达到瘀血清除、新血生成的效果。待血止之后，又去除了活血药物，增加了调和气血的药材，以期彻底治愈。

案例十五　骨肉瘤

案例：李某，男，15岁

主诉及病史：患者1年前因右小腿时常疼痛，尤为夜间疼痛为甚。初始治疗未能见效，后经某三甲医院进一步检查诊断为：右腓骨骨质破坏，骨肉瘤。因恐惧手术治疗，予以放疗、化疗处理。前后间断性化疗6个疗程，放疗25个疗程。病情不但没有显著好转，反而疼痛加剧。以盐酸曲马多等止痛药减轻痛苦。遂求诊中医。患者疼痛已不能行走，痛甚不思饮食，难得入眠。畏寒怕冷，形体消瘦。局部肿胀，手摸不热，疼痛拒按。遇寒疼痛加剧，入夜更甚。大便干结，数日一行（盐酸曲马多引起）。

初诊：舌苔暗淡而薄，带有白色油腻，脉象沉细而弱。宜采用阳和汤、独活寄生汤等方剂，根据病情适当调整药物配伍。

方子：红参10g，怀牛膝30g，熟地黄15g，当归10g，独活10g，桑寄生30g，杜仲30g，鹿角胶（烊化）12g，白芥子5g，细辛5g，守宫15g，全虫10g，蜈蚣3条，土鳖虫10g，补骨脂10g，骨碎补10g，三七10g，炙龟甲（先煎）30g，延胡索30g，熟附片（先煎）15g，炮姜10g，油桂5g，炙甘草10g，大枣3枚，生姜3片。14剂。水煎早晚分服。

二诊：服药后，病人疼痛感有所减轻，食欲也有所改善，但便秘的情况并未得到缓解。药效开始显现，接下来需要持续观察并适时调整药方。原方中去掉白芥子，加入30克肉苁蓉和30克炙黄芪。共14剂，煎服同前。

三诊：患者在家中自行服药后，感觉病情显著改善，已基本停止服用西药止痛剂。局部肿胀逐渐消退，大便也恢复正常，睡眠质量也有所提升，现在可以借助辅助工具直立行走。等过一段时间后进行复查，在原方基础上进一步地调整。

四诊：患者到原医院复查与以前所查对比，软组织肿块消失，斑片硬化灶基本消失。骨质破坏现象已不明显。生活已能自理，体重增加2kg。在原有方药的基础上，进一步随证化裁增减加工成蜜丸。每次10g，淡盐水送服，早晚各服一次。

本案评析：骨肉瘤在中医古籍中常被归类于“骨瘤”“石疽”“胫阴疽”“石榴疽”“肉瘤”“肉疽”和“多骨疽”等病症。其发病原因和机理通常与先天体质虚弱、肾精不足有关，加之外邪侵袭和内伤劳累，导致骨髓空虚、邪毒滞留、气血凝结、经络受阻，最终形成肿瘤。治疗时，中医会根据阴寒凝滞、毒疲互结、瘀血内阻、脾肾气虚、肝肾亏损等分型辨治。本案患者一向体质虚弱，对手术充满恐惧。在接受放疗和化疗后，身体更加虚弱，疗效难以谈起。治疗癌症，首先要治疗患者本身，通过增强体质来对抗癌症。应当严格遵循病理机制，使用阳和汤来温补阳气、扶正祛寒、疏通阻滞，化阴凝而不阳和。